FORCE PSYCHIQUE
ET
SUGGESTION MENTALE

LEUR DÉMONSTRATION, LEUR EXPLICATION
LEURS APPLICATIONS POSSIBLES
A LA THÉRAPEUTIQUE ET A LA MÉDECINE LÉGALE

PAR LE

Dr Claude PERRONNET

Ancien professeur de philosophie et d'histoire dans l'Université

> Nous sommes si éloignés de connaître tous les agents de la nature et leurs divers modes d'action, qu'il serait peu philosophique de nier l'existence des phénomènes, uniquement parce qu'ils sont inexplicables dans l'état actuel de nos connaissances.
>
> LAPLACE.

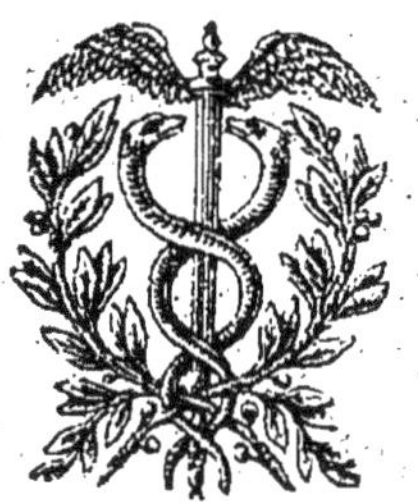

Prix : 3 francs

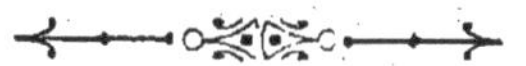

PARIS
NOUVELLE LIBRAIRIE MÉDICALE ET SCIENTIFIQUE
ANCIENNE ET MODERNE
De JACQUES LECHEVALIER
23, rue Racine, 23
1886

OUVRAGES DU MÊME AUTEUR

Etude critique sur la Pathologie et le Traitement du Chancre syphilitique (1882), thèse de Lyon.

Du Magnétisme animal, série d'articles publiés par la *Liberté du Jura*, du 2 avril au 2 août 1884, réunis en brochure in-8°, 64 pages (Lons-le-Saunier, chez Déclume frères).

La Suggestion mentale, article publié dans le journal *Science et Nature*, 1er novembre 1884 (Paris, chez J.-B. Baillière).

De l'Hypnotisation dans ses rapports avec le traitement des crises nerveuses, série d'articles publiés dans le *Journal du Magnétisme* (Paris, chez H. Durville).

FORCE PSYCHIQUE
ET
SUGGESTION MENTALE

LEUR DÉMONSTRATION, LEUR EXPLICATION
LEURS APPLICATIONS POSSIBLES
A LA THÉRAPEUTIQUE ET A LA MÉDECINE LÉGALE

PAR LE

Dr Claude PERRONNET

Ancien professeur de philosophie et d'histoire dans l'Université

Nous sommes si éloignés de connaître tous les agents de la nature et leurs divers modes d'action, qu'il serait peu philosophique de nier l'existence des phénomènes, uniquement parce qu'ils sont inexplicables dans l'état actuel de nos connaissances.

LAPLACE.

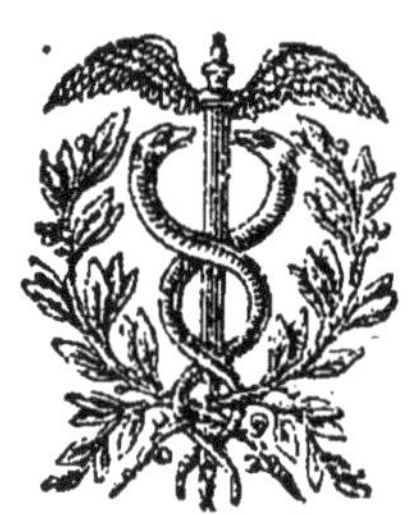

PARIS
NOUVELLE LIBRAIRIE MÉDICALE ET SCIENTIFIQUE
ANCIENNE ET MODERNE
De JACQUES LECHEVALIER
23, rue Racine, 23
1886

PREMIÈRE PARTIE

LA FORCE PSYCHIQUE CONSIDÉRÉE EN ELLE-MÊME

CHAPITRE PREMIER

Considérations psychologiques.

Les forces physiques sont automatiques. La force psychique produit d'une façon intermittente des actes conscients.

La conscience est la faculté de se reconnaître soi-même comme distinct des autres forces et comme la cause de ses propres actes.

Entre l'inconscience et la conscience complètes, il y a un nombre infini de degrés : un acte conscient entraîne toujours avec lui un cortége d'actes inconscients, et nous ne sommes pleinement conscients que de notre effort actuel.

La force psychique présente successivement les états les plus divers, dont elle ne perd jamais l'empreinte et qu'elle peut faire revivre mémoriellement. Quand, par exemple, j'égare un objet, c'est que j'ai été inconscient de l'acte par lequel j'ai assigné à cet objet une place ;

que le même état d'inconscience se reproduise en moi, l'objet, automatiquement égaré, sera retrouvé par moi automatiquement.

De là le succès de pratiques religieuses qui ont la réputation de mettre sur la trace des objets égarés : le recueillement, en effet, crée toute une gamme d'états inconscients, parmi lesquels se glisse parfois celui qui a précédé ou accompagné l'égarement de l'objet. Certains hommes évoquent au même instant tous leurs états antérieurs et sont conduits, par cette vision rétroactive de leur vie psychique, à des prédictions dont la portée et la certitude sont en rapport avec l'étendue de leurs connaissances et la sûreté de leur jugement : pressentiments, intuitions, prophéties, autant de sorites inconscients.

Dans le sommeil ou les états analogues, la vie psychique se traduit par la continuation inconsciente d'un travail commencé dans l'état de veille ou dans un état inconscient antérieur : c'est le rêve ou, si le moi n'a pas complètement abdiqué, la rêverie.

— Mais, si le rêve est inconscient, comment en connaître la trame ? — Par le réveil subit.

Tel un chef, par un retour brusque, saisit le dernier acte commis par ses subalternes pendant son absence ; telle la conscience surprend le dernier état automatique de la force psychique. Si le réveil est trop lent, l'image du dernier rêve s'évanouit pour la conscience comme, à la lumière solaire, une épreuve de photographie non fixée.

Les hallucinations hypnagogiques (A. Maury, *Le Sommeil et les Rêves,* 1878) sont des états mixtes où se succèdent, à intermittences rapides, des actions et des images fournies, les unes par le rêve, les autres par la pensée consciente : on se rappelle les unes parce qu'elles sont conscientes, on saisit les autres parce qu'elles sont courtes et qu'elles sont suivies d'un réveil brusque.

Quand l'état de rêve est confirmé, la notion de l'étendue et de la durée, corollaire de la notion du moi, est supprimée avec celle-ci. Parfois, cependant, l'activité psychique, en l'absence du moi, continue à lui attribuer ses actes : c'est, pour ainsi dire, une conscience inconsciente. Dans l'état automatique, tous les états antérieurs de la force psychique, conscients ou non, peuvent s'entremêler ; or, parmi ceux-ci, se trouvent des états conscients, dont le souvenir surgit inconsciemment, et cette notion inconsciente de conscience, notion qui est d'origine mémorielle, est employée, en l'absence du moi, comme s'il était là pour coordonner ses actes.

En résumé, la force psychique, consciemment ou inconsciemment, agit ou réagit contre les autres forces. Mais, pour se manifester, elle a besoin d'un appareil matériel, qui est le système nerveux : laissant aux métaphysiciens le soin de dénouer, comme dit A. de Musset,

> le lien que la nature a mis
> Entre l'âme et le corps, ces frères ennemis,

jetons un coup d'œil rapide sur les fonctions les plus élémentaires du système nerveux dans ses rapports avec la force psychique.

CHAPITRE II

Considérations physiologiques.

Le système nerveux est la source de toutes les manifestations qui caractérisent les êtres vivants : motricité, sensibilité, perceptibilité, trophicité.

Chez les êtres inférieurs, les éléments nerveux sont dispersés et ne constituent pas des organes spéciaux. Puis, à mesure qu'on s'élève dans les séries animales, comme dans les séries chimiques, on découvre une plus grande complexité d'organisation, le principe de chaque série restant le même.

Chez les êtres supérieurs, de nombreux appareils sont coordonnés en vue d'une fin. Chez l'homme conscient et libre, l'appareil nerveux atteint la plus grande perfection.

L'agent et le siège de la nervosité est la cellule nerveuse, être indépendant et complet. L'agent de la transmission nerveuse est le fil nerveux, moteur s'il transmet aux éléments contractiles les ordres d'une cellule centrale, sensitif s'il transmet à une cellule centrale les impressions venues de la périphérie.

Les cellules nerveuses sont agglomérées en amas auxquels leur pigment spécial donne la couleur grise ; les faisceaux de fils nerveux forment des masses blanches. Fils nerveux et cellules nerveuses sont soutenus par une trame que je n'ai pas à décrire ici. Leur fonctionnement est subordonné à celui de tous les autres appareils : les dyscrasies ou intoxications sanguines, par exemple, retentissent sur les fonctions nerveuses.

Les cellules nerveuses sont éparpillées dans la couche corticale du cerveau et du cervelet, le corps opto-strié, la moëlle et ses prolongements intracrâniens et dans les ganglions du grand sympathique ; elles sont réunies entre elles par un réseau très riche de fils nerveux.

— Mais quel est l'amas de cellules nerveuses qui est le siège de la conscience ?

Les fœtus amyélencéphales ont des mouvements et vivent de quelques instants à plusieurs jours (Portal, Fauvel, Sue, Malacarne, Méry, Serres, Lallemand, Eschricht, C. Bernard, Brown-Sequard, etc.). Donc le système ganglionnaire jouit d'une certaine indépendance vis-à-vis du système cérébro-spinal. Pourtant, en l'absence de celui-ci, la vie ne se maintient pas ; elle dure tant que les ganglions du grand sympathique n'ont pas épuisé leur provision de force nerveuse, mais, les cellules cérébro-spinales n'étant pas là pour la renouveler et en diriger l'écoulement, cette vie est celle d'un foyer qui s'éteint.

Le cœur d'une grenouille, séparé du corps, continue à battre (Baglivi) ; cela tient au ganglions nerveux de ses parois (Remak, Ludwig, Bidder), lesquels usent leur réserve dynamique après la séparation du cœur et des centres nerveux. Ainsi dans chaque région où s'accomplit une fonction automatique on trouve, sentinelle avancée, une agglomération de cellules nerveuses, une sorte de cerveau local qui, recevant du centre cérébro-spinal la force nerveuse, l'emmagasine pour l'utiliser au fur et à mesure des besoins physiologiques.

Mais le grand sympathique n'est pas le siège de la conscience ; son rôle est purement mécanique.

— Enlevez le cerveau à un animal (Vulpian, Flourens,

Philipeaux, etc.). L'animal réagira encore par des mouvements aux excitations périphériques qui aboutissent par un faisceau de racines postérieures de la moëlle jusqu'à une cellule motrice des cornes antérieures. Ces mouvements sont dits *réflexes*; ils sont inconscients. La moëlle n'est donc pas le siège de la conscience.

J'en dirai autant du cervelet : simple organe d'équilibre, ses lésions troublent la réalisation des mouvements volontaires, mais n'en atteignent pas la source, la volonté consciente.

Reste le cerveau. Le siège de la conscience est-il dans le mésocéphale ou dans l'écorce? — Si l'on se reporte au cerveau du nouveau-né (Parrot), on constate que la conscience, l'intelligence et la volonté se développent à mesure que la région corticale des hémisphères cérébraux se peuple de cellules nerveuses (zone psychomotrice) ; la clinique et l'anatomie pathologique confirment cette donnée. Le siège de la volonté, de l'intelligence et de la conscience est donc la couche corticale des hémisphères cérébraux.

D'après Luys, chaque couche de l'écorce cérébrale aurait des fonctions différentes ; la plus profonde présiderait à la motricité volontaire, la moyenne aux fonctions de l'entendement, la supérieure à la conscience.

Peut-on localiser ainsi la conscience ? Non : chaque cellule de l'écorce cérébrale est tantôt consciente, tantôt inconsciente, et, tout en restant substantiellement identique à elle-même, produit, dans ces deux états alternatifs, des phénomènes absolument inverses. — Ces changements d'états non accompagnés de changements substantiels ne sont même pas rares dans la science. Exposez du phosphore à la lumière solaire : vous verrez sa surface rougir ; le phosphore qui avait précipité sous forme de dodécaèdres rhomboïdaux est devenu amorphe ; il ne se dissout plus dans le sulfure de carbone ; il ne rend plus de lueurs dans l'obscurité, ne s'enflamme plus, n'empoisonne plus. — N'est-ce donc plus du phosphore qu'on a sous les yeux ? Chauffez le phosphore amorphe à 260°, vous aurez de nouveau le phosphore cristallisé avec toutes ses propriétés physiques, chimiques et toxiques.

Voilà donc la même substance à laquelle les milieux physiques imposent alternativement les états les plus opposés. Pourquoi n'en serait-il pas de même pour les cellules nerveuses de la zone psycho-motrice ? Pourquoi la conscience et l'inconscience ne seraient-elles pas des états alternatifs produits en elles, sans distinction des couches auxquelles elles appartiennent et sans modification substantielle de leur entité physiologique ?

— Les plus sérieuses tentatives de localisations cérébrales (Flourens, Broca, Charcot, Brown-Sequard, Férier, Fritsch, Hitzig, Luys, etc.), démontrent que chaque faisceau de manifestations psychiques correspond à des groupes déterminés de cellules nerveuses. Ce qui est vrai du groupe cellulaire doit l'être de la cellule elle-même. Toute cellule nerveuse a donc une fonction en dehors de laquelle elle n'agit pas.

L'étendue de notre activité et de nos connaissances est limitée par le nombre et la puissance fonctionnelle de nos cellules motrices et sensitives.

Les cellules motrices de l'écorce conçoivent le mouvement, mais ne l'accomplissent pas ; elles transmettent leurs ordres, par une série d'organes nerveux subalternes, jusqu'à un noyau déterminé de cellules médullaires, centre immédiat de motricité qui exécute le mouvement voulu. De même, les impressions, avant d'arriver à la zone psycho-motrice, subissent dans des appareils subalternes un certain nombre de modifications.

Pour qu'une sensation se produise, deux éléments sont indispensables, un état de la matière en dehors de nous, et en nous une cellule sensitive spécialement organisée pour produire cette sensation à l'occasion de son contact avec cet état de la matière.

Une cellule sensitive ayant produit la sensation pour laquelle est elle organisée, il s'ensuit la mémoire sensitive (sensation mémorielle).

Etant donné le réseau nerveux qui les réunit et qui constitue dans le cerveau la plus grande partie de la substance blanche, les cellules qui sont organisées pour produire des sensations de même ordre et qui les ont produites au moins une fois, vibrent mémoriellement, toutes en bloc, à l'occasion d'une impression reçue actuellement par quelques-unes d'entre elles. De là, la formation des idées générales.

Le même phénomène de vibrations concomitantes par influence se reproduit entre les groupes de cellules sensitives. De là le jugement, le raisonnement, la mémoire métaphysique.

Aussi l'imagination, pouvoir d'évoquer nos sensations et nos idées mémorielles à l'occasion de sensations, d'idées ou de volontés actuelles, est-elle le plus puissant levier de l'intelligence.

— La raison, ensemble des rapports nécessaires que l'homme établit entre ses actes intellectuels, est un résultat de la loi suivant laquelle les cellules sensitives combinent leurs actions associées pour constituer les idées générales et les phénomènes de l'entendement.

Le délire est dû à la perturbation apportée dans la synergie fonctionnelle des cellules sensitives de l'écorce cérébrale.

— Les cellules nerveuses ne perdent jamais l'empreinte des phénomènes pour lesquels elles sont organisées et qu'elles ont produits une fois ; l'oubli est une mémoire inconsciente qui peut évoquer les états antérieurs des cellules nerveuses, soit par les efforts de la volonté, soit par le jeu spontané de faits physiologiques. Ainsi, sous l'influence de certains états (rêve, agonie, paralysie générale progressive, délire aigu, etc.), des images et des perceptions, plongées depuis longtemps dans le domaine des faits oubliés ou inaperçus, ressuscitent dans leur intégrité : tel le grain de blé trouvé dans les tombeaux de l'Egypte et vieux de trente siècles, germe, s'il est placé dans des conditions favorables, telle la virtualité mémorielle attend pour se transformer en actualité l'état mésologique qui convient à son fonctionnement.

L'instinct, l'habitude, l'inclination, la passion sont des forces innées ou acquises à la cellule nerveuse, en vertu desquelles elle se fournit spontanément à elle-même une direction de ses actes.

Enfin le *moi* est l'entité métaphysique que toutes les cellules nerveuses de la zone psycho-motrice conçoivent dans leur activité consciente ; la durée est le rapport entre la conception permanente du *moi* et les conceptions successives des autres phénomènes psycho-conscients ; l'étendue n'est qu'une forme de la durée.

— L'entité métaphysique du *moi* correspond-elle à une réalité ? — Je le crois : car, si elle était une simple résultante du travail des cellules nerveuses agissant à l'état conscient, autant vaudrait dire avec Spinosa :

« Notre illusion du libre arbitre vient de l'ignorance « des motifs qui nous font agir. »

CHAPITRE III

De l'état inconscient qu'on nomme « hypnotisme ».

L'attention consciente restant fixée longtemps sur un même groupe de phénomènes psychiques, les cellules nerveuses qui servent à ceux-ci de substratum anatomique subissent une impulsion graduelle vers l'état inconscient ; les autres cellules, dont l'action à ce moment était automatique, ne prennent pas le pouvoir de leur succéder dans un travail conscient, et, de cette façon, toute l'écorce cérébrale est envahie d'un bloc par l'inconscience. C'est le sommeil ou l'hypnotisme.

Kirscher, en 1646, hypnotisait des dindons en leur faisant un trait à l'encre sur le bec, et des poules en fixant leurs regards sur des raies blanches. Fakirs, gzanes, marabouts, moines omphalopsyches emploient pour eux-mêmes des procédés analogues. Volailles et fanatiques s'hypnotisent par la fixation de l'attention sur un point unique.

Une excessive variété de sensations conduit au même résultat. Les conditions physiques dans lesquelles doivent se trouver les cellules de l'écorce cérébrale pour agir consciemment ont une intensité limitée, et, si l'on en répartit l'emploi sur des groupes trop nombreux de cellules, celles-ci passent à l'état inconscient.

Qu'une impression brusque et vive (lumière au magnésium, tam-tam et gong de Charcot) sollicite, d'un seul coup, de toutes les cellules corticales leur maximum d'activité consciente, qu'un bruit ou un mouvement monotone épuise goutte à goutte celle du même groupe de cellules sensitives, un résultat identique surgit dans les deux cas, l'hypnotisme.

On l'obtient encore par des actions sur les nerfs périphériques : Preyer (*Die cataplexie*, 1881) hypnotise des grenouilles et des salamandres par une friction sur la nuque ou sur l'abdomen ; Balassa (1828), Wilson (1839) et Beard (1881) ont démontré l'influence hypnotique des passes dites *magnétiques* sur les chevaux.

— Les succès de ces procédés divers relèvent de la même explication. Les passes, en effet, sont des massages ou frictions à distance, qui excitent successivement d'une façon très délicate les papilles nerveuses de la peau, et provoquent ainsi dans un grand nombre de centres sensitifs des modifications nombreuses à intermittences rapides : d'où le passage de ceux-ci à l'état inconscient.

— Des expériences précises m'ont démontré que les passes sont effectivement ressenties. Ce résultat est-il dû au déplacement de l'air ou à la projection de la force neurique ? Je n'en sais rien, mais c'est pour moi un fait acquis.

— Faites le geste de donner un coup de poing dans l'épigastre d'une personne : le coup de poing sera ressenti comme s'il était arrivé réellement au contact de la peau ; c'est pour la même raison que les passes agissent comme une friction faite à distance.

Des personnes dont l'organisation est plus délicate, éprouvent des sensations à l'idée seule d'un objet. L'idée de dormir les fait tomber dans l'état hypnotique. La foi en un procédé quelconque suffit : une personne qui m'attribuait un pouvoir imaginaire restait hypnotisée en touchant le bouton de ma sonnette électrique ; une autre, croyant à l'eau magnétisée, s'hypnotisait au moment où elle buvait un verre d'eau présenté par moi avec des cérémonies quelconques ; une autre, voulant que je l'hypnotise par correspondance, tombe en extase devant trois points que je lui envoie par la poste. — Ainsi s'expliquent la plupart des succès obtenus par le baquet de Mesmer, l'arbre de Puysegur, le tombeau de Pâris, les incantations, les envoûtements, les philtres, etc. Noueurs d'aiguillettes, exorcistes, jeteurs de sorts ont besoin de croyants. Tout se transforme sur le Thabor de la crédulité humaine. Dom Calmet disait avec raison que certains exorcismes ne réussissaient pas *faute de foi*, et Pechlin, médecin du XVIe siècle, que les purgatifs agissaient mieux, quand on en annonçait l'action aux malades.

Tous les procédés sont bons pour hypnotiser, à la condition que l'on y croie ; quelques-uns, cependant (passes magnétiques, convergences des globes oculaires, etc.), ont une action physiologique réelle.

— Quel est le mécanisme intime du passage de l'état conscient à l'état inconscient ? Rumpf (*Deutsche med. Woch.* 1880) attribue ces changements d'états dans les cellules cérébrales à des modifications vaso-motrices de l'écorce ; Preyer (*die Entdeck. des Hypnotismus*, Berlin, 1881), à la formation dans les cellules cérébrales surmenées par un travail exagéré, de lactates et d'autres produits avides d'oxygène qui engourdissent les cellules en leur soustrayant ce gaz nécessaire à leur activité. Schneider, de Leipsig ; Berger et Heidenhain, de Breslau, ont soutenu une opinion analogue à celle de Liébeault et de Durand de Gros (fixation de l'attention sur un point unique).

En 1884 (*Le Magnétisme animal*), j'ai soutenu, sans la connaître, l'opinion de Rumpf. Aujourd'hui, moins exclusif, je crois que l'explication complète de ces phénomènes se trouve dans la réunion éclectique des trois théories psychologique, vaso-motrice et chimique.

Les modifications des cellules cérébrales, leurs passages alternatifs de l'état conscient à l'état inconscient et réciproquement me paraissent attribuables à un ensemble de causes, parmi lesquelles la vaso-motricité et l'état chimique de l'écorce déterminés par le phénomène psychologique de l'attention, jouent un rôle prépondérant.

— Les principaux procédés que j'ai employés pour obtenir l'hypnotisme sont : 1° la fixation de mon index ou d'une lumière intense ; 2° l'application de mes doigts sur les globes oculaires ; 3° des alternatives brusques de lumière et d'ombre ; 4° les passes dites *magnétiques* ; 5° l'affirmation orale ; 6° l'affirmation mentale.

Dans l'hypnotisation lente, le sujet arrive peu à peu à l'état de demi-conscience (phase hypnagogique) ; puis sa respiration devient irrégulière et saccadée, ses paupières oscillent dans une vague trémulation, son cou se renverse en arrière, deux ou trois soupirs sont exhalés, et l'hypnotisme est complet.

La phase hypnagogigue est la plus intéressante à étudier chez des sujets qui rendent compte de leurs impressions : si l'on arrête à temps l'épreuve, presque tous accusent des battements dans les tempes, une sensation de vertige, une constriction à la gorge et dans la région cardiaque. La crise provoquée d'hypnotisme a donc beaucoup de points communs avec une crise d'hystérie ou une migraine, surtout dans sa période prémonitoire.

— Les causes prédisposantes de l'hypnotisme sont les dyscrasies sanguines, les états moraux et physiologiques où l'homme est dans une demi-conscience.

Tout état où l'homme glisse vers l'inconscience (éthérisation, chloroformisation, ivresse, exaltation mentale, crises nerveuses, etc.), pris au début, peut se transformer en hypnotisme. Des personnes qui s'endorment naturellement peuvent être hypnotisées à la période des hallucinations hypnagogiques ; mais si l'on attend que le sommeil naturel ait atteint la dernière phase de son état complet, on ne peut plus y substituer un autre état, De même une pointe d'ivresse m'a permis d'hypnotiser facilement des individus qui, dans l'état d'ivresse complète, devenaient réfractaires à mes tentatives. Au début de la période d'excitation, j'ai transformé l'éthérisation en hypnotisme par l'application de mes doigts sur les yeux du sujet ; mais, si j'attends la période de résolution complète, mes tentatives échouent. Quant aux crises nerveuses (voir mes articles dans le *Journal du Magnétisme*, 1885), je les transforme en hypnotisme, si j'arrive à leur première période ; mais, si elles ont atteint leur période d'état, elles ont imposé aux cellules nerveuses une empreinte indélébile et irrévocable qui ne permet plus leur transformation en un autre état.

Les substances qui agissent puissamment sur les cellules nerveuses (opium, belladone, datura stramonium, jusquiame, etc.), prédisposent à l'hypnotisme ; mais cela dépend de la période à laquelle leur action est parvenue.

En un mot, TOUT ÉTAT QUI CONDUIT L'HOMME A L'INCONSCIENCE PEUT, S'IL N'EST PAS CONFIRMÉ, ÊTRE TRANSFORMÉ EN HYPNOTISME.

Voilà pourquoi les aliénés sont presque réfractaires à l'hypnotisation. M. Voisin, de la Salpétrière (*in Annales med.-psych.* 1884) a obtenu, au prix des plus laborieux efforts, un succès chez une aliénée ; moins heureux que lui, sur 11 tentatives semblables, je compte 11 échecs. C'est qu'en effet chez les aliénés et les délirants l'état anatomique des cellules nerveuses étant devenu définitif, ces cellules subissent exclusivement l'impulsion déterminée par cet état, que la patience seule ou un hasard heureux dérive très rarement vers l'hypnotisme.

L'hypnoscope de M. Okorowicz (Société de biologie, mai 1884), que M. Meunier décrit comme « un tube en acier aimanté, dont la forme rappelle celle de l'électro-aimant de Joub, » décèle, dit-on, chez toute personne son degré de sensibilité à l'hypnotisation. Or, des personnes que j'hypnotise avec une rapidité merveilleuse, ne présentent aucun symptôme nerveux au contact d'un aimant ; et d'autres, réfractaires à l'hypnotisation, prétendent que le contact des deux pôles d'un aimant leur procure des sensations étranges.

Le pouvoir hypnoscopique de l'aimant et de l'appareil Okorowicz n'est donc pas démontré.

CHAPITRE IV.

Formes de l'Hypnotisme.

Les formes les plus ordinaires de l'hypnotisme sont le charme, la fascination, la léthargie, la catalepsie, le somnambulisme, l'extase.

— La léthargie est l'état caractérisé par la suppression complète de la contractilité musculaire et de la conscience. Les membres des léthargiques sont flasques et inertes.

Excitez fortement, dit-on, les muscles et les gros troncs nerveux des membres léthargiques, placez ceux-ci brusquement dans une position quelconque en ayant soin d'exercer sur eux une légère traction, vous les fixerez dans la position imposée (hyperexcitabilité neuro-musculaire de Charcot, 1882). Cette contracture réflexe a été considérée comme une dépendance de l'état léthargique ; il m'a semblé plus naturel de la classer dans le cadre des états cataleptiques sous le nom de *catalepsie rigide*, la *catalepsie mobile* étant le pouvoir de conserver, sans contracture, les positions imposées.

— La catalepsie est donc l'état hypnotique où le sujet peut, avec contracture (catalepsie rigide) ou sans contracture (catalepsie mobile) garder les postures imposées. Nous ferons entrer dans le cadre de la catalepsie le charme et la fascination (Hansen, Donato, Verbeck, Brémaud, etc.), qui, par la projection d'un rayon lumineux ou d'un regard brillant, figent instantanément un ou plusieurs membres d'un individu dans leurs postures actuelles.

Le somnambulisme est l'état hypnotique où le sujet accomplit, sans conscience, certains actes coordonnés avec des actes de la veille ou d'un état somnambulique antérieur.

Dans l'extase le sujet attache ses regards sur un point unique, dont aucun effort ne peut le détourner ; l'œil de l'extatique est fixe et brillant, et, si le point regardé est mobile, le corps se plie aux poses les plus difficiles pour river les regards de l'extatique sur ce point.

J'ai observé de nombreux cas où un membre d'un sujet était en léthargie et le membre homologue en catalepsie mobile ou rigide (abolition, action normale, hyperexcitation du réflexe médullaire) : c'est l'hémicatalepsie et l'hémiléthargie associées. J'ai toujours obtenu, par des moyens appropriés, le transfert de ces états d'un membre à l'autre.

— Les fakirs de l'Inde poussent, dit-on, le pouvoir de descendre au nirvanâ jusqu'à la suspension de la vie. L'auteur d'un article publié dans *La Journée*, du 26 janvier 1886, que nous reconnaissons sous son pseudonyme pour être probablement M. Jacolliot, rapporte le fait des fakirs Haridès et Ram-Choudor ressuscités après plusieurs mois d'inhumation dans un caveau. Ce fait, qui a pour témoins le docteur Honigberger et sir John Lawrence, vice-roi des Indes anglaises, est comparable à l'accident arrivé au cardinal Donnet, pendant qu'il était séminariste. Sainte Thérèse, Marie Alacoque et d'autres mystiques européens en ont fait tout autant, moins l'enterrement. J'ai vu moi-même une personne qui resta plus de quatre jours dans un état léthargique avec suspension presque complète du pouls et de la respiration ; je l'éveillai en lui soufflant dans les yeux après avoir transformé la léthargie en catalepsie par de fortes frictions sur les membres.

Dans cet état l'homme est transformé en animal hibernant ou à sang froid. Quant à la boue sacrée dont le brahme obstrue les narines et la bouche des fakirs nirvanisés, on sait que l'air en traverse les pores ; et il faut si peu d'oxygène à un être dont l'activité est presque anéantie !

Le correspondant de *La Journée* ajoute que l'on sectionne à ces fakirs le muscle sublingual pour recourber la langue et boucher avec sa pointe l'ouverture du larynx. Or, je mets au défi n'importe qui d'obtenir l'occlusion du larynx par ce mécanisme ; vivre plusieurs mois sans manger est un fait assez remarquable, sans qu'on y ajoute la suppression des fonctions respiratoires, lesquelles du reste peuvent toujours s'accomplir à la surface de la peau, même avec la suppression de l'activité pulmonaire.

— Telle est, rapidement esquissée, l'image de la force psychique dans ses états conscients et inconscients. La pensée est le résultat d'un jeu de cellules nerveuses qui échangent, pour ainsi dire, des suggestions mutuelles selon les lois de leurs associations fonctionnelles. Mais cette suggestion, existant pour la collection de cellules nerveuses qui constituent un individu, est-elle démontrée entre deux ou plusieurs collections de cellules nerveuses, c'est-à-dire, entre des individus différents ?

DEUXIÈME PARTIE

LA FORCE PSYCHIQUE CONSIDÉRÉE DANS SES RAPPORTS AVEC LES FORCES DE MÊME NATURE QU'ELLE.

CHAPITRE PREMIER

La suggestion mentale dans l'état hypnotique.

SECTION A. — *La suggestion hypnotique dans le domaine de la vie de relation.* — La transmission de la pensée par des signes est chose banale. Mais, dans certaines conditions, elle peut s'effectuer sans signe appréciable aux sens : c'est la *suggestion mentale.* Presque toutes les suggestions décrites dans les ouvrages sont orales ou mimiques ; elles n'ont aucune valeur pour notre étude. D'autre part, les auteurs de ces ouvrages ont souvent fait de la suggestion mentale, comme M. Jourdain faisait de la prose, sans le savoir.

Ainsi M. Féré croit que l'aimant opère des transferts : ses vues théoriques faisant implicitement partie de sa volonté, il n'obtient des transferts qu'à l'aide de l'aimant. Or, j'ai obtenu des transferts par la simple concentration de ma force psychique sur l'idée de transporter l'état léthargique à un membre cataleptique, et inversement. Voulant maintenir le *statu quo,* c'est-à-dire ne pas avoir de transfert, j'ai observé des centaines de fois que l'aimant était impuissant. Donc l'aimant ne possède pas une vertu particulière pour transférer les états d'un membre à un autre : il agit quand l'opérateur croit en l'efficacité de ce moyen et prend sa foi pour directrice de sa volonté.

Moi-même, dans mes premières expériences (3 mai 1883), je croyais que, pour faire mouvoir un membre d'un hypnotique, il fallait toucher le côté du crâne opposé à celui du membre ; qu'il fallait, pour obtenir des paroles, toucher le crâne à gauche au niveau de la circonvolution de Broca ; qu'en un mot, un contact avec le centre cérébral correspondant à l'acte était nécessaire pour obtenir celui-ci. Or, une fois je me trompai de côté ; voulant faire parler le sujet, je touchai par erreur le côté droit du crâne : le sujet parla. J'en conclus que ma pensée seule était active dans la production de ces phénomènes et que l'application de mes doigts sur tel ou tel point du crâne pour obtenir tel ou tel acte était une superfétation. Je supprimai donc tout contact avec le sujet, et, de la suggestion orale ou mimique, j'arrivai par degrés à la suggestion mentale, à la transmission de la pensée sans signes.

Par la simple concentration de ma force psychique sur l'idée de faire accomplir un acte, j'obtiens des succès bien plus caractéristiques qu'avec des moyens matériels : car mon attention, n'étant pas divisée entre l'idée de l'acte et celle des moyens matériels, provoque chez le sujet le maximum de suggestionnabilité.

— Le docteur Giacomo Lumbroso, renouvelant les expériences de MM. Charcot, Binet, Féré, Dumontpailler et Silva, vient d'ajouter un chapitre intéressant à la question des localisations cérébrales (voir *lo Sperimentale,* nov. 1885, et la *Semaine médicale,* 14 avril

1886). Chez une hystéro-épileptique, facilement hypnotisable, il percute, *le sujet étant à l'état de veille* (?), différentes régions du crâne et obtient des phénomènes variés, suivant la région percutée. M. Lumbroso ajoute *qu'il s'est gardé scrupuleusement d'exercer sur le sujet la moindre suggestion* et que, par conséquent, ses localisations correspondent à la réalité objective. Mais il ne tient aucun compte de la suggestion exercée par lui *inconsciemment* sur le sujet. Que M. Lumbroso donne son marteau percuteur à un ignorant, à un homme dépourvu de toute idée inconsciemment préconçue sur les localisations cérébrales, ses résultats seront complètement modifiés.

— Les pratiques de M. Charcot (ouverture ou occlusion d'un seul œil ou des deux yeux, excitation des muscles et des gros troncs nerveux, excitation des nerfs superficiels de la peau, friction sur le vertex, etc., etc.) agissent parce que M. Charcot *croit* qu'elles doivent agir. Un autre opérateur, avec d'autres pratiques auxquelles il croirait, produirait les mêmes effets. — Très souvent je malaxe les muscles et les gros troncs nerveux de membres léthargiques, avec l'intention arrêtée de n'y pas produire l'état d'hyperexcitabilité neuro-musculaire (catalepsie rigide), que M. Charcot obtient par ce moyen : les membres restent en léthargie. Les mêmes membres, réfractaires à une malaxation très forte des muscles et des gros troncs nerveux, se contracturent après une simple affirmation mentale de ma part.

— D'après MM. Ch. Richet et Brissaud (*Prog. méd.*, 1880), si l'on anémie par la bande d'Esmarch un membre léthargique, aucune excitation ne peut y déterminer une contracture ; mais celle-ci se produit, sous l'influence de l'excitation antérieure, quand on laisse revenir le sang dans le membre. Or, j'ai serré fortement avec des bandes de caoutchouc des membres léthargiques ; j'en ai malaxé, dans cet état, les muscles et les gros troncs nerveux, *avec l'intention formelle de ne pas transformer l'état léthargique ;* ces membres, la bande étant enlevée, restèrent en léthargie. MM. Ch. Richet et Brissaud ont fait là de la suggestion mentale à leur insu ; leurs idées théoriques faisant corps avec leur volonté, ils ont obtenu tout ce qui était en harmonie avec elles ; d'autres idées auraient amené d'autres résultats.

— Quand MM. Charcot et P. Richer (*Prog. méd.*, 1881) excitent le nerf cubital d'un membre léthargique préalablement anémié, ils obtiennent les mêmes effets que MM. Richet et Brissaud ; puis, appliquant un aimant sur le membre du côté opposé où la circulation est normale, ils y transfèrent l'action qu'ils n'ont pu exercer sur le nerf cubital du membre anémié. Mais l'aimant n'était pas nécessaire pour opérer ce transfert : la croyance au pouvoir de l'aimant s'annexant à la volonté des opérateurs, ceux-ci, trompés par une superposition de faits psychologiques, attribuent à l'aimant ce qui revient exclusivement à leur force volitive. J'ai refait cette expérience en me plaçant dans les mêmes conditions que MM. Charcot et Richer : je n'ai obtenu, malgré ma volonté, aucune excitation sur le membre ischémié, mais sur l'autre membre, *malgré l'application de l'aimant*, je n'obtins rien quand je voulus ne rien obtenir. Comme contre-partie de cette expérience, j'obtins chez les mêmes sujets de très nombreux transferts, sans application d'aimant, sans aucun contact ni signe, par la seule concentration de ma force psychique.

— Le 30 juillet 1881, M. le docteur Barély a lu à la *Société de Biologie* une étude pleine d'originalité sur la *force neurique rayonnante*, où il affirme avec raison que cette force rentre dans le cadre des autres forces naturelles. Mais ce savant mémoire prête à quelques objections. Ainsi, par exemple, la force neurique n'émane pas, comme le pense M. Baréty, de trois sources seulement, les yeux, les doigts et le souffle ; la surface entière du corps projette des rayons neuriques. S'il en était autrement, comment expliquer l'action hypnotisante exercée par moi sans la participation de mon regard, de mes doigts, de mon souffle ? — Quant aux expériences de M. Baréty pour mesurer l'action des substances physiques sur les rayons neuriques (dianeuricité, aneuricité, etc.), je n'ai pas pu en vérifier une seule, si ce n'est celle qui se rapporte à la formation de *batteries neuriques*. Avec trois ou quatre expérimentateurs, MM. les docteurs Charles, Tardieu, MM. Faure frères, Miladowski, Barbier, Baussier, etc., etc., concentrant simultanément leurs pensées sur le même point et réunis, pour ainsi dire, en *batterie psychique*, j'ai obtenu chez des hypnotiques des suggestions plus fortement accusées qu'au moyen de mon seul appareil psychique. Mais, si les expérimentateurs ne pensent pas identiquement la même chose, si leurs idées se font interférence, l'effet suggestif s'amoindrit en raison directe de la divergence qui existe entre les états psychiques de ces expérimentateurs.

Les résultats obtenus par M. Baréty sont dus à la suggestion mentale. Il croit, par exemple, que l'eau ne se laisse pas traverser par les rayons neuriques et qu'une lentille bi-convexe accroît l'intensité de ces rayons ; quand il recouvre sa lentille d'une mince couche d'eau, les rayons neuriques ne passent plus : essuyée, la lentille redevient dianeurique ; le sujet, suggestionné dans ce sens, y conforme sa manière d'être. — J'ai hypnotisé souvent des personnes séparées de mon index par un aquarium ; si j'avais eu sur le pouvoir adianeurique de l'eau les théories *à priori* de M. Baréty, ces sujets, se conformant à l'idée directrice de ma volonté, ne se seraient pas hypnotisés.

Néanmoins, comme ceux de Mesmer, les travaux de Baréty, Balestre, Planat, Abadie, ont le mérite d'ouvrir la voie aux chercheurs. Mais, pour étudier l'action des substances matérielles sur les rayons neuro-psychiques, il faut d'abord se dépouiller de toutes les idées systématiques à ce sujet ; sinon, l'on risque de confondre l'effet de la suggestion mentale avec celui d'une réalité objective.

OBSERVATION. — Le 2 novembre 1884, au cercle de l'*Union sociale*, à Lyon, deux dames, que je ne connaissais nullement, furent hypnotisées par moi avec une telle rapidité que j'en fus moi-même surpris. C'était la première fois qu'elles subissaient des tentatives d'hypnotisation. Après avoir montré les phénomènes de la léthargie, de la catalepsie, du somnambulisme et de l'extase, j'éveillai un des sujets et je demandai à chaque spectateur d'écrire sur un morceau de papier le mouvement ou l'attitude qu'il désirait obtenir de l'autre sujet, Mme Lava, restée dans l'état hypnotique. J'annonçai que l'effet demandé se produirait au moment même où je fermerais les yeux. Je tournai le dos au sujet ; je tirai un à un les bulletins et, au moment même où je fermais les yeux, l'acte dont j'avais pris connaissance était accompli par le sujet. Jamais je n'ai obtenu une série aussi remarquable de succès : pas une suggestion ne manqua. Les principaux actes demandés étaient : ouvrir la bouche, remuer tel ou tel membre, se lever, tourner la tête de tel ou tel côté, faire le poing ou un pied de nez, tirer la langue, ouvrir ou fermer un œil ou les deux yeux, etc.

Un fait curieux se passa pendant cette séance. J'avais placé Mme Lava en catalepsie rigide, l'extrémité de la tête et des pieds reposant sur le bord de deux chaises : une question m'ayant été adressée, j'y répondis et *j'oubliai* Mme Lava, laquelle tomba lourdement en léthargie sur le plancher. Ainsi, le sujet, dès qu'il est oublié par l'opérateur, se résout, comme une marionnette dont on aurait coupé les fils. C'est là, la meilleure démonstration de la suggestion mentale.

J'ai observé maintes fois que les états produits chez les hypnotiques par une volonté ou un désir d'autrui cessent au moment où ce désir s'efface, où cette volonté se dirige sur un autre point. Ainsi, pour prouver à un tiers qu'un hypnotique est réellement suggestionné par moi et accomplit un acte au moment précis de ma volonté, je suis obligé d'indiquer au tiers ce moment par un geste imperceptible ; cette nécessité, dédoublant mon attention, affaiblit beaucoup celle que je puis concentrer sur mon sujet, et les expériences de suggestion mentale, dans ces conditions, réussissent avec moins de précision. Il en est tout autrement quand je puis concentrer sur l'idée-image de l'acte voulu et sur le sujet auquel je veux la suggérer, toute l'énergie de ma force psychique.

— Voici, du reste, un témoignage de la plus haute valeur donné à la suggestion mentale par M. L.-A. Repelin, chevalier de la Légion d'Honneur, officier de l'Instruction publique, professeur de philosophie au Lycée de Lyon :

A Monsieur F. Myers, member of the Society for the Psychical research, Leckhampton House (Cambridge).

Monsieur,

Parmi les quelques expériences que j'ai eu occasion de faire sur le transfert de la pensée, je ne vous en rapporterai qu'une seule qui m'a vivement frappé et qui me semble avoir une certaine valeur. Je m'étais rendu un soir chez le docteur Perronnet. J'y trouvai quatre ou cinq personnes que je ne connaissais pas, plus deux femmes sur lesquelles on expérimentait. J'assistai d'abord à quelques expériences qui me parurent peu concluantes : les questions posées étaient de telle nature qu'il devait être difficile d'obtenir des réponses satisfaisantes. — Ayant été mis en communication avec l'une des deux femmes, je lui adressai diverses questions. Je remarquai bien vite que, lorsque les questions portaient sur des objets concrets, facilement représentables, les réponses étaient justes ; lorsqu'elles portaient sur des objets tant soit peu abstraits, les réponses étaient insignifiantes, ou bien la personne interrogée ne répondait pas. — Je m'appliquai alors à formuler mentalement une image bien nette, une sorte de vision bien déterminée. Je demandai à la femme : « Qu'est-ce que je vois actuellement ? » — Aussitôt sa physionomie prit une expression souriante : « Oh ! la gentille petite fille ! » s'écria-t-elle. — Puis, son visage s'assombrit : « La pauvre petite ! dit-elle en portant la main à son genou ; elle a mal là ! elle est tombée ; elle s'est blessée au genou ; on le lui a bandé. — Et où est-elle ? — Elle est étendue sur un canapé. — Y-a-t-il quelqu'un auprès d'elle ? — Il y a une petite dame qui cause avec elle. — Voyez-vous autre chose près d'elle ? — Je vois une petite table couverte de quelque chose de blanc. — Y-a-t-il quelque chose sur la table ? — Un vase de fleurs. — Quelles sont ces fleurs ? — Je ne sais pas. »

J'arrêtai là mon interrogatoire. Or, voici quel était l'objet de ma vision mentale. Une de mes filles, âgée de 15 ans environ, était atteinte d'une hydarthrose. La veille on lui avait bandé le genou et on l'avait placée sur un canapé. Une de ses amies était venue la voir On avait placé auprès d'elle une petite table couverte d'une serviette et on lui avait apporté un vase de fleurs. Voilà les éléments qui composaient le tableau que je contemplais mentalement. La description donnée par la personne interrogée était parfaitement exacte, sauf le fait de la chute qui n'était qu'une supposition suggérée par une association d'idée : ma fille n'était pas tombée. A la question : « Quelles sont ces fleurs ? » il avait été répondu : « Je ne sais pas, » et moi-même je n'en savais rien, ayant simplement vu apporter des fleurs et ne les ayant pas examinées. Leur image était donc, dans mon esprit, assez vague.

Je suis bien sûr que je n'ai pas été dupe d'une supercherie. Le docteur Perronnet ignorait absolument qu'une de mes filles fût malade. Les personnes présentes m'étaient toutes inconnues. Quant aux deux femmes, je les voyais pour la première fois ; elles ne me connaissaient nullement ; il n'y avait eu aucune suggestion de ma part, ni visuelle, ni auditive, ni tactile.

Il est évident pour moi que la personne que j'interrogeais voyait le tableau mental que je contemplais moi-même.

Je ne prétends pas tirer une conclusion absolue de ce seul fait. Mais une conséquence probable qui me semble ressortir de cette expérience et de quelques autres moins précises, c'est que, quand la pensée ne porte que sur des objets abstraits, il n'y a pas de réponse sérieuse, exacte, de la part de la personne interrogée : c'est que la réponse peut être très juste, très précise, très exacte, quand la pensée s'attache exclusivement à des objets dont il est possible de former un tableau d'une représentation facile.

Des occupations diverses m'ont empêché de poursuivre l'examen des faits de cette nature. J'espère bien pouvoir le reprendre quelque jour.

Veuillez, agréer, etc. L.-A. REPELIN.

Cette observation, comme des centaines d'autres qu'il serait fastidieux de citer, prouve que les somnambules se laissent suggérer des images plutôt que des abstrations. Je n'ai jamais pu obtenir des personnes hypnotisées la suggestion d'un nom propre, parce que le nom propre est une abstraction. Quant aux images, elles les désignent quelquefois par le mot qui y correspond dans le vocabulaire ; mais, pour cela, il faut que ce mot leur soit précédement connu, sinon elles le remplacent par des périphrases qui peignent l'image de l'objet. Aussi suis-je très étonné que M. Jacolliot (in *Voyage au pays des Perles*) ait suggéré le premier vers de l'*Iliade* à une hypnotique de l'Inde, ignorante dans la langue d'Homère. M. Repelin juge que le fait n'est pas impossible, à la condition que M. Jacolliot ait pensé *phoniquement* les syllabes de ce vers grec les unes après les autres, c'est-à-dire, qu'il ait formulé psychiquement une séries d'impressions sensorielles dont l'ensemble constituât le vers grec.

J'ai essayé vainement de suggérer des mots pris dans des langues inconnues à mes hypnotiques. Le mot *Buchdruckerei* amène peu à peu la description d'une imprimerie, mais le terme allemand n'est pas prononcé. — J'écris ces mots anglais de Th. Moore : *Those evening bells!* L'hypnotique, malgré mes efforts pour fixer ma pensée sur le son des syllabes et la détourner de l'objet signifié par elles, me décrit le soir et le son des cloches ; mais pas un seul mot anglais. — J'écris cette phrase japonaise : *Kono tsoukouievâ outsoukousikou arimasou* (cette table est petite), le sujet décrit en français une petite table, mais voilà tout. Ce vers du Dante :

Muorti suono gli muorti ; è li vivanti parevano vivanti,

provoque chez une de mes hypnotiques une expression de langueur métaphysique qui descend par degré jusqu'au pessimisme schopenhauérien ; mais pas un mot italien n'est prononcé, et la scène se termine par une réminiscence de *Faust* :

Salut à mon dernier matin !
J'arrive sans terreur au terme du voyage,
Et je suis, avec ce breuvage,
Le seul maitre de mon destin !

La pensée d'Alighieri avait provoqué, par une série d'associations d'idées, l'éclosion de ce couplet. — Je pourrais multiplier les exemples.

— D'où vient cela ? Peut-être ne puis-je pas dériver mon attention de l'objet signifié sur les lettres et les syllabes qui le signifient, de l'idée de l'image sur l'idée de son symbole.

Pourtant, j'ai très souvent réussi à faire exécuter par des hypnotiques des figures géométriques, en pensant successivement à l'image de la direction que devait prendre chaque trait pour coopérer à l'ensemble de la figure. Si je pense à celle-ci d'un seul bloc, les résultats sont négatifs, car un ensemble de lignes est une abstraction, et la ligne seule est une réalité susceptible de former image.

On trouvera une foule de suggestions graphiques dans les *Proceedings of the Society for the psychical research* (1883 et 1884, chez Trubner, à Londres). Dans cette importante collection de travaux, la lecture de la pensée (*thought-reading*) et la suggestion mentale (*thought-transference*) ont été étudiées par MM. Barrett, Gurney, Myers, Balfour Stewart, Creery, Podmore, Malcolm, Guthrie, Birchall, Lodge et d'autres savants qui apportent dans leurs constatations toute la rigueur de la méthode scientifique.

*
* *

— Une personne hypnotisée dirige sa pensée, soit d'après sa propre inspiration psychique, soit d'après des idées suggérées, soit d'après des impressions venues du monde extérieur, soit enfin d'après un mélange de toutes ces impulsions. Aucun signe ne nous indique si la pensée de l'hypnotique est en harmonie avec les faits réels ou avec les productions de son subjectivisme : on peut savoir seulement si elle correspond à des suggestions données.

Une multitude d'expériences faites avec la collaboration de MM. les docteurs Charles, Tardieu, Morel ; de MM. Fessy et Lavocat, pharmaciens ; Miladowski, professeur de lettres au Lycée de Lyon ; Dreyfus, bibliothécaire des Facultés ; Léon Barbier, ancien élève de l'Ecole polytechnique, licencié en droit, professeur de sciences mathématiques à Lyon ; Rocher, de Bisson, F. Geantet, etc., m'ont prouvé que la *lucidité*, si elle existait, ne se décelait par aucun signe et que, par conséquent, l'emploi de somnambules n'était pas un moyen de découvrir le vrai objectif. Je n'ai observé qu'un seul cas bien caractéristique de lucidité, et encore ce fait unique est-il peut-être le résultat du hasard. (Voir ma brochure *Du Magnétisme animal*, p. 30).

Je ne nie pas la lucidité, je dis seulement qu'elle se produit très rarement et que, dans tous les cas, nous n'avons pas de criterium pour en reconnaître l'existence.

Le plus souvent, les hypnotiques réflètent les pensées de leurs interlocuteurs ; ils sont suggestionnés par les désirs plus que par les volontés, par les images plus que par les abstractions. J'ai déjà publié de nombreux faits qui prouvent cette assertion. En voici trois que je choisis au hasard dans ma collection d'observations et dont l'une prouve qu'un interlocuteur peut même suggérer des mensonges aux hypnotiques.

1° En décembre 1884, Mme B... vint me chercher pour donner des soins à M. B..., officier en retraite. J'avais à ce moment une somnambule qui ne connaissait pas du tout M. et Mme B... Spontanément elle dit : « Oh ! le monsieur... il est « bien malade... il a de l'eau- là (et elle montrait les parois « thoraciques)... il ne peut plus souffler... » — « Que faut-il « lui donner, demandai-je ? » Après un moment d'hésitation, elle fit des signes indiquant clairement un purgatif.

« — Et Mme B..., qu'a-t-elle ? — Du sucre dans l'urine. »

Je savais que Mme B... avait le diabète sucré ; la somnambule pouvant, par des mots connus d'elle, exprimer l'image sensorielle qu'elle se faisait de cette maladie, parle de celle-ci sans hésitation et avec l'emploi du mot propre. Quant à M. B.., je savais qu'il avait le mal de Bright, je craignais pour lui l'œdème pulmonaire, et je pensais lui donner un purgatif.

La somnambule lisait mes impressions et mes prévisions, mais non la réalité, car je constatai que M. B... n'avait pas d'œdème pulmonaire et qu'il m'avait mandé pour un autre accident.

— 2° Mme D..., désirant que sa belle-fille accouchât d'une fille, consulta sur ce point une de mes somnambules. « Oh ! la « jolie petite fille ! » s'écria celle-ci, suggestionnée par le désir de son interlocutrice. L'accouchement eut lieu trois mois après : c'étaient deux garçons !!

Cette observation, à laquelle je pourrais annexer des centaines d'analogues, prouve la réalité de la suggestion mentale et le danger que présente la croyance populaire à la lucidité dite magnétique.

— 3· Une femme de lettres me persécutait pour retrouver, au moyen d'une somnambule, l'adresse d'un médecin américain qu'elle avait connu. Dans un dessin du *Journal illustré* représentant l'arrivée d'Alphonse XII à Paris, elle crut reconnaître ce médecin parmi les personnages qui entouraient le roi. Elle en conclut que le médecin était fonctionnaire d'Alphonse XII — Elle consulte une de mes somnambules : celle-ci, miroir fidèle du psychisme qui la suggestionnait, décrit la cour du roi, y voit le médecin, dit qu'il a de hautes fonctions dans la diplomatie, etc., etc — Renseignements pris, on ne connaissait pas du tout ce médecin à la cour d'Espagne.

Comme cette histoire de médecin à retrouver, *contre récompense*, revenait trop souvent sur le tapis, j'eus l'idée d'en finir une fois pour toutes. Pour cela, je suggérai mentalement à la somnambule qu'il était mort; je me figurai dans mon psychisme de riches obsèques, un cercueil capitonné, un mausolée superbe. Ces images mensongères furent reproduites par la somnambule dans leurs moindres nuances. — Un an après, on découvrit que le médecin en question exerçait son art dans un Etat de l'Amérique du Sud.

Cette observation porte avec elle un double enseignement : 1° une preuve irrécusable de la suggestion mentale ; 2° une preuve qu'il est dangereux d'en confondre les effets avec ceux de la lucidité. Une foule d'autres, dont le détail serait fastidieux, ont abouti pour moi aux mêmes conclusions.

— Les hypnotiques se laissent donc suggérer mentalement surtout des images et des désirs, auxquels ils associent le plus souvent des idées puisées dans leur propre psychisme. Même, quand il y a plusieurs expérimentateurs, les psychismes de ceux-ci peuvent se faire interférence ou, s'ils sont dirigés d'après les mêmes images et les mêmes désirs, se renforcer dans celui de l'hypnotique. Exemple : ayant hypnotisé une dame, je passe dans une pièce voisine avec trois autres expérimentateurs, MM. Faure frères et le docteur Tardieu, et là, nous arrêtons, à voix basse, quel geste, quelle attitude nous voulons obtenir de l'hypnotique : celle-ci reproduisit notre volonté collective avec une rare précision. Cette expérience, que je fais très souvent, ne réussit pas si un ou plusieurs expérimentateurs affaiblissent leur tension psychique en l'éparpillant sur un trop grand nombre d'idées.

M le professeur Repelin demande à l'une de mes somnambules de lui décrire sa classe au Lycée de Lyon. Le sujet répondit selon l'image que je m'en faisais moi-même et non selon la réalité actuelle. — Que s'était-il passé ? Désirant fortement que la classe de M. Repelin fût décrite avec vérité, je me la représentai telle qu'elle était au moment où je quittai le Lycée en 1872. Or, d'importantes modifications y avaient été apportées : par exemple, on l'avait transportée du rez-de-chaussée au premier étage. — M. Repelin *voulait* faire dépeindre à la somnambule sa classe *actuelle*, et moi, je *désirais* qu'elle dépeignît la classe *telle que mes souvenirs me la rappelaient.* — Elle reproduisit le tableau qui se déroulait dans mon psychisme, et non la réalité.

Cette observation, type d'une multitude d'autres, prouve qu'un hypnotique peut-être suggestionné par plusieurs personnes, et que le désir l'emporte sur la volonté au point de vue de l'intensité suggestive.

* * *

SECTION B. — *La suggestion hypnotique dans le domaine de la vie animale.* — On suggère mentalement aux hypnotiques des sensations, des mouvements, des idées. Peut-on obtenir les mêmes résultats dans le domaine des faits purement physiologiques ?

Chez les sujets très sensibles ou habitués par une éducation préalable, je produis, par la seule force de la suggestion mentale, pâleur, rougeur, hypothermie, hyperthermie, ralentissement ou accélération des rhythmes artériel, cardiaque ou respiratoire, et je répartis à mon gré ces états sur différentes régions de leur corps.

Sur trois femmes *très suggestionnables*, voilà seize fois que des purgations sont produites par simples affirmation mentale de ma part, pendant que ces femmes sont hypnotisées. J'ai essayé sur trente-quatre sujets la même expérience, mais des échecs multipliés m'ont démontré qu'un très petit nombre de personnes sont susceptibles d'être suggestionnées jusqu'à ce point-là.

Il n'en reste pas moins vrai que la suggestion mentale opère des actions vaso-motrices et agit, par conséquent, sur le grand sympathique comme sur l'axe cérébro-spinal ; mais cette influence s'y exerce plus sourdement et ne se manifeste avec évidence que chez des organismes très sensibles.

— Je n'ai fait qu'une seule expérience de suggestion toxique : je ne la renouvellerai jamais. Il s'agit d'une hypnotique à qui je fis avaler un verre d'eau transformé *psychiquement* par moi en solution de morphine : les symptômes qu'*à priori* j'attribuai à l'empoisonnement par la morphine s'étalèrent sous mes yeux, et cessèrent quand je suggérai mentalement au sujet qu'il absorbait de l'atropine, antidote de la morphine. — J'ai publié ce fait dans ma brochure *Du Magnétisme animal.*

L'influence de la suggestion mentale sur la vaso-motricité m'amena à des expériences qui eurent pour but de produire, par affirmation psychique, des vésications chez les hypnotiques ; j'échouai dans toutes les tentatives de ce genre, même avec la suggestion orale (la seule employée par la plupart des auteurs qui ont écrit sur la suggestion), et je ne pus jamais aller au-delà de la simple rougeur.

En mai 1885, ce résultat, que peut-être mon défaut de persévérance ou l'idiosyncrasie de mes hypnotiques m'a empêché de constater, a été obtenu par M. Focachon, pharmacien à Nancy, et contrôlé par MM. les professeurs et docteurs Bernheim, Beaunis, Liégeois, Dumont, René, Chevreuse, Weill et par l'illustre Liébeault, qui depuis si longtemps a ouvert la route où s'est glorieusement engagée l'Ecole de Nancy.

J'ai écrit en 1884 « *que les sugillations observées sur* « *le corps de certains mystiques pourraient bien avoir* « *pour cause une tension excessive et prolongée de* « *l'esprit sur des idées ascétiques.* » — Les observations de M. Focachon me confirment dans cette idée ; car, si la suggestion hypnotique provoque une vésication, phénomène congestif ou vaso-dilatateur, pourquoi le mysticisme, ce suggestionneur par excellence, ne produirait-il pas le phénomène inverse, c'est-à-dire la *sugillation*, due à un processus ulcérant ou vaso-constricteur ? — Mais il faut être prudent avant d'admettre la réalité de ces faits : le scandale récent de Diémoz (Isère) où les plus grossières supercheries se sont mises au service de la superstition, en est une preuve suffisante. Même les stigmates, que la tradition attribue à certains saints d'autrefois, comme s'ils étaient produits par la couronne d'épines, pourraient bien n'être qu'une manifestation de la couronne de Vénus.

Somme toute, je ne nie pas la possibilité des sugillations ou des vésications produite par la force psychique, mais je n'en ai jamais vu.

*
* *

SECTION C. — *Des suggestions à effets post-hypnotiques.* — La suggestion mentale peut faire accomplir à un hypnotique des actes plus ou moins longtemps après le réveil ; mais à ce point de vue, elle est moins puissante que la suggestion orale. Avec l'aide de cette dernière, j'ai toujours obtenu les actes dont je fixais l'accomplissement même plusieurs jours après le réveil.

En octobre 1884, une jeune fille, chloro-anémique, tomba spontanément en catalepsie rigide. Appelé auprès d'elle, j'appliquai les doigts sur ses yeux ; la catalepsie rigide se transforma en catalepsie mobile. J'éveillai la jeune fille en lui soufflant légèrement sur le front. « Je veux aller chez vous pour me faire endormir, me dit-elle immédiatement aprés son réveil. » Or, avant de l'éveiller, je *désirais* fortement présenter un sujet aussi sensible aux personnes qui assistent à mes expériences, et obtenir de la jeune fille elle-même la demande d'être hypnotisée chez moi : c'était bien une suggestion mentale à effet posthypnotique.

— Une autre jeune fille prend spontanément une crise de catalepsie : avant de l'éveiller par un souffle léger, je lui suggère mentalement la pensée de venir chez moi le surlendemain, à l'heure de mon cabinet. — Un peu avant le moment fixé par moi, elle crie que sa crise la reprend, qu'elle veut aller chez le docteur. Les gens de son entourage lui opposent une résistance matérielle qui l'empêche d'accomplir son dessein ; mais, quelques instants après, elle tombe en léthargie. — Appelé de nouveau auprès d'elle, je la tire de cet état par la flexion forcée du gros orteil. J'avais auparavant formulé psychiquement le désir qu'elle vînt chez moi le lendemain. — Comme j'avais recommandé de ne pas la contrarier, personne ne s'opposa à ses actes et, le lendemain, je la vis arriver chez moi. Inutile de dire qu'elle ne savait pas pourquoi.

Sur le même sujet, suivant mes suggestions mentales, et aux époques fixées par elles, se produisit périodiquement soit une migraine, soit une crise d'hystéro-épilepsie, soit une activité excessive, soit une tendance invincible au sommeil, etc., etc.

C'est le plus sensible des très rares sujets sur lesquels j'ai exercé des suggestions post-hypnotiques. Ils sont au nombre de trois, et chez tous la crise hypnotique se produisait naturellement.

A moins de faire de la suggestion orale, je n'ai réussi aucune suggestion post-hypnotique sur des sujets hypnotisés artificiellement par moi. Il n'en est pas moins vrai que, dans certaines conditions, la suggestion mentale provoque chez quelques hypnotiques des états dont les effets éclosent plus ou moins longtemps après le réveil.

CHAPITRE II

La suggestion mentale à l'état conscient.

M. Ch. Richet (*La suggestion mentale et le calcul des probabilités*, in *Revue philosophique*, décembre 1884) a fait une série d'expériences qui tendent à démontrer que la suggestion mentale produit des effets à l'état conscient.

Pascal donnait trois chances à l'hypothèse que la suggestion existe, contre deux à l'hypothèse contraire.

— J'ai disposé mes expériences sur le plan de M. Richet. Je prends un jeu de 32 cartes, je les brasse, je place une personne dans une position telle qu'elle ne puisse pas voir les cartes tirées par moi, ni aucun de mes gestes ; je tire les cartes une à une, j'en prends connaissance et je frappe sur la table avec un couteau à papier pour indiquer au sujet que j'ai vu la carte. — Avec 7 sujets réfractaires à l'hypnotisation, sur 32 cartes à deviner par suggestion mentale, les succès ont oscillé entre les chiffres 4 et 13, les insuccès entre les chiffres 28 et 19. — Avec 7 sujets susceptibles d'arriver aux hallucinations hypnagogiques par la fixation de mon doigt, les succès, sur 32 cartes à deviner, ont oscillé entre les chiffres 9 et 21, les insuccès entre les chiffres 23 et 11. — Avec 7 sujets, que j'avais entièrement hypnotisés, les succès ont oscillé entre les chiffres 21 et 28 sur 32 cartes, les échecs entre 11 et 4.

Donc, DANS LES ÉTATS DITS CONSCIENTS, LA SUGGESTION MENTALE S'OBSERVE AVEC UNE FRÉQUENCE PROPORTIONNELLE A LA RÉCEPTIVITÉ DES SUJETS POUR L'HYPNOTISME OU POUR TOUT AUTRE ÉTAT INCONSCIENT.

Et même les dernières cartes pensées par moi donnent une série de succès plus remarquable que les premières. — Pourquoi ? Parce que, pendant l'opération, le sujet hypnotisable descend graduellement dans un état plus parfait d'inconscience.

En un mot une pensée conçue consciemment ou inconsciemment peut-être suggérée à une personne qui se trouve à un degré quelconque de l'inconscience ; mais une personne consciente ne peut rien suggérer consciemment à une autre personne consciente. — Il est probable pourtant que deux ou plusieurs personnes conscientes s'entresuggèrent les idées écloses inconsciemment en elles pendant leur activité consciente. Ainsi, plusieurs personnes occupées par un travail de même nature, expriment simultanément des pensées identiques au moyen de phrases presque uniforme. « L'identité du milieu, « ai-je dit dans le journal *Science et Nature* (article *sug-* « *gestion mentale*, 1er novembre 1884) ne suffit pas pour « expliquer cette concordance automatique dans les pro- « ductions psychiques de ces personnes ; car ces idées, « automatiquement formulées, ne sont jamais inspirées « par le milieu ambiant ; souvent même ceux qui les « expriment dans une inconsciente simultanéité, revenus « brusquement à une clairvoyance consciente, en cons- « tatent avec étonnement l'étrangeté, le manque d'à-pro- « pos et la bizarrerie. »

De même plusieurs personnes se réveillent parfois dans la même chambre avec l'impression du même rêve. Des jumeaux présentent dans leurs instincts, dans leurs actions et même dans les formes de leurs folies, des identités remarquables, comme si la simultanéité de conception, les avait rivés à la même destinée psychique.

Cette simultanéité d'activité inconsciente s'observe dans certaines maladies à deux ou à plusieurs (miryatchit, lata, etc.).

Deux hypnotiques, sous l'influence de ma suggestion mentale, ont agi comme si elles n'avaient eu qu'un seul cerveau.

Dans une assemblée chacun abandonne une partie de sa personnalité pour se fondre dans la masse. Cette opération inconsciente constitue les courants d'opinions. L'orateur est celui qui, inconsciemment suggestionné par tous ces rayons psychiques, les réunit en un faisceau pour en réfléchir d'un seul coup la résultante sur leurs auteurs.

— Les liseurs de pensées, Cumberland, Garnier, Miss Lancaster, Pickmann, etc., pour découvrir un objet caché, exigent un contact avec la personne qui sait où l'objet se trouve. De deux choses l'une : ou bien la personne conductrice, par la concentration excessive de son esprit sur l'idée de l'objet caché, arrive peu à peu à la période hypnagogique de l'hypnotisme et, dans cet état, indique au liseur de pensées, par des mouvements inconscients (Gley), la direction qu'il doit suivre; ou bien elle conserve son état conscient et, dans ce cas, le liseur de pensées ne découvre l'objet que s'il tombe lui-même dans l'état hypnagogique.

— J'ai fait des expériences de ce genre avec Miss Lancaster, et MM. les professeurs Miladowski et Barbier, MM. Geantet, Baussier, etc., ont bien voulu les reproduire chez moi avec plusieurs dames. Ces personnes, avant de découvrir un objet caché, présentèrent tous les symptômes prémonitoires de l'hypnotisme ; Mme M., chez qui j'ai obtenu les plus grands succès au point de vue de la lecture de la pensée, tombe souvent dans un état léthargoïde, au moment où elle découvre l'objet cherché.

La transmission mentale d'une idée consciente a un être conscient est donc une chimère.

On peut suggérer consciemment une pensée à un individu inconscient et il est très probable qu'une réunion d'individus conscients s'entresuggèrent, selon les lois qui régissent les interférences des rayons psychiques, la part d'activité inconsciente qui leur est commune à un moment donné.

Nous ne pouvons donc pas, à l'instar de M. Ch. Richet, *expérimenter* sur le fait de la suggestion mentale entre individus conscients : la suggestion ayant lieu seulement pour la part d'activité inconsciente qui est commune à plusieurs individus dans un moment donné, et personne ne pouvant, d'autre part, connaître un phénomène dont il est inconscient, il est évident que l'*observation* seule nous fera saisir cette suggestion mentale entre individus conscients — Comment cela ? Par le mécanisme qui nous permet de nous rappeler la dernière impression d'un rêve ou une hallucination hypnagogique. En effet, la partie inconsciente de notre activité consciente est pour nous comme un rêve. Si, par rapport à cette partie inconsciente de notre activité consciente, nous passons brusquement à l'état de conscience, nous en saisirons le dernier état ; et, si plusieurs individus découvrent simultanément en eux le même état formé inconsciemment, n'est-il pas évident que cette simultanéité d'états identiques, nés sans la participation des volontés individuelles, est due à une influence inconsciente et réciproque des individus les uns sur les autres ?

TROISIÈME PARTIE

LA FORCE PSYCHIQUE CONSIDÉRÉE DANS SES RAPPORTS AVEC LES OBJETS INANIMÉS

W. Crookes (*Recherche sur les phénomènes du spiritualisme* (juin 1884), a vu, sous l'influence des *médiums* Home et Miss Fox, les objets matériels se mettre en mouvement sans subir aucun contact avec l'individu moteur, des instruments de musique jouer, des spectres apparaître et déplacer des objets.

La haute honorabilité de Crookes, à qui la chimie doit le thallium et la physique la théorie de la *matière radiante*, le met à l'abri de tout soupçon au point de vue de la supercherie. Restent deux hypothèses : ou bien les médiums qui, selon Crookes, restent dans une insensibilité cadavérique pendant la production de ces phénomènes, projettent réellement dans le monde inanimé les images de leur psychisme, ou bien le psychisme des observateurs est influencé par celui des médiums au point de subir, à à l'état conscient, la suggestion mentale de mouvements, de chocs, de heurts, de bruits, etc. Ni l'une, ni l'autre de ces hypothèses n'est irrationnelle. « Il n'est pas « irrationnel, ai-je écrit dans la *Liberté du Jura*, en 1884, « que par une objection puissante de sa pensée, par la « force, le nombre et la concentration de ses ondulations « psychiques, un individu, impressionnant le milieu

« cosmique lui-même, puisse le modifier et le déterminer « dans une certaine forme. Il n'est pas même irrationnel « de penser que les radiations ou ondulations psychiques « de tous les individus font subir à la matière des trans- « formations, mais que, vu l'absence habituelle de ten- « sion psychique sur un point unique, ces fantômes « ne durent pas assez longtemps pour faire impression « sur nos sens. »

D'autre part, si nous admettons que l'image n'est pas réelle, que c'est une hallucination suggérée par le médium aux observateurs, il est extraordinaire qu'une réunion de savants, collaborateurs de l'illustre Crookes, soit toute entière dupe d'une pareille hallucination. Le fait à noter, c'est que les mouvements, les apports de fleurs, les bruits ont été perçus réellement par des hommes dont la valeur scientifique n'est pas à contester. Si certains individus de tempérament fakirien possèdent la propriété de modifier à un moment donné notre manière de percevoir le monde extérieur, comment pouvons-nous savoir si ces modifications correspondent à des réalités objectives ou à des entités psychiques? — Nous ne connaissons pas le monde objectif en lui-même; nous nous connaissons nous-mêmes modifiés par le monde objectif. Si donc, sous l'influence de certains médiums, tout le monde indistinctement voit une table s'élever d'elle-même dans les airs, personne ne peut dire si c'est là un effet d'une suggestion mentale ou d'une action réellement exercée par le médium sur la table.

Ainsi, le professeur Kieser s'occupa d'Auguste Müller qui apparaissait ailleurs qu'aux lieux où se trouvait son corps, celui-ci restant alors roide et glacé (cold and stiff). Il explique ce fait par le pouvoir que Müller avait de projeter fortement sa pensée en dehors de lui et d'agir mentalement sur ceux auxquels il voulait apparaître et qui dès lors se figuraient le voir. Le professeur Werner croit à l'apparition réelle. Lequel a raison ? Tous les deux peut-être, si le fait qu'ils avancent est vrai.

Néanmoins, penser que la force psychique peut, dans certaines conditions difficilement réalisables, agir sur les objets inanimés, ne me paraît pas contraire aux lois du bon sens. — Une table tourne (Chevreul, in *Revue des Deux-Mondes*, 1833) sous l'influence des vibrations que produisent les mains de plusieurs individus appliquées sur elle ; la baguette de coudrier ou *baguette divinatoire* remue, par le même mécanisme, entre les mains des chercheurs de sources ou de trésors ; et ses mouvements se produisent au moment précis où les expérimentateurs, concentrant leur psychisme sur une idée unique, atteignent la période hypnagogique de l'hypnotisme. Or, supposons qu'un individu, comme les ascètes de l'Inde, se nirvânise jusqu'à la suspension de la vie ; pourquoi, repliée et (vu que les sens occlus ne l'écoulent plus goutte à goutte) *accumulée sur elle-même*, sa force psychique ne pourrait-elle pas se projeter d'un bloc au dehors et modifier la matière sans la participation des organes périphériques ? H. de Balzac soutient cette opinion dans ses *Etudes philosophiques*.

Une seule fois dans ma vie, en présence d'un médium, j'ai éprouvé une constriction au poignet, qu'aucune cause matérielle ne peut expliquer ; mais la rareté d'un fait doit-elle faire conclure à sa non-existence ? — Du reste Crookes a observé un nombre imposant de faits analogues : pourquoi les nier, si l'on ne rencontre pas aussi bien que lui les éléments du succès ?

*
* *

— J'ai tenté de suggérer à *distance* des idées au moyen d'objets matériels. Le 4 janvier 1885, j'envoie de

Lyon à Paris à Mlle Jüillard, connue dans les lettres sous le nom d'Aymé Delyon, trois points disposés triangulairement, en la priant de les considérer comme l'expression des idées formulées par moi au moment où j'inscrivais les points sur le papier. Je reçus deux jours après de Mlle Juillard une carte postale qui roulait tout entière sur ces trois mots : GLOIRE, SCIENCE, AMOUR. C'étaient précisément les mots auxquels j'avais pensé en inscrivant les trois points.

J'ai fait 38 fois cette expérience sur des personnes différentes. J'ai obtenu un seul succès complet. 4 fois on m'a renvoyé deux des trois mots pensés par moi, et 7 fois un seul de ces mots. Les 26 autres cas ont été des échecs complets. — Les succès ont été obtenus chez des personnes dont l'imagination est vive et brillante, et les échecs chez des individus d'une matérialité plus ou moins épaisse.

*
* *

— J'ai reçu par la poste une quantité considérable de lettres, où l'on me demandait une consultation de mes somnambules, au moyen d'objets portés par les malades : cravates, mèches de cheveux, jarretières, etc., étaient annexées à la prose de mes correspondants, pour faire l'office de ce que le docteur Espinouse (*Du Zoomagnétisme*, 1879) appelle des *rapports*. J'ai constaté six fois que mes somnambules conformaient leurs réponses aux idées préconçues de celui qui envoyait le *rapport* : c'est là le transfert de la pensée par un objet matériel. — Mais le plus souvent leurs réponses étaient évasives ou fausses, ce qui prouve au moins la rareté de la lucidité objective. Si j'avais quelques notions sommaires sur la maladie de la personne à qui appartenait le *rapport*, la somnambule, suggérée mentalement par moi, reproduisait dans ses réponses tous mes phénomènes psychiques. — Somme toute, l'emploi de somnambules et de *rapports* pour découvrir la vérité est un mauvais moyen. Il n'en reste pas moins probable qu'un objet matériel peut s'imprégner d'une pensée puissamment formulée par son auteur et la provoquer à distance et à plusieurs jours d'intervalle, chez un autre individu spécialement organisé ou façonné pour cet acte de suracuité sensorielle. — Dans des circonstances très rares, les amulettes, les talismans, les philtres, les envoûtements trouveraient dans cette constatation une de leurs explications scientifiques.

QUATRIÈME PARTIE

HYPOTHÈSE EXPLICATIVE DES FAITS PRODUITS PAR LA FORCE PSYCHIQUE

CHAPITRE PREMIER

Explications entitaires.

§ Ier. *Démons, esprits.* — De toute antiquité les démons et les esprits ont servi d'explication aux faits produits par la force psychique. Lisez Philon, Joseph, le *Livre des Rois*, l'*Ecclésiaste*, Homère, vous y trouverer la croyance à l'évocation des morts. L'Ecole d'Alexandrie (Plotin, Porphyre, Jamblique, Proclus, etc.) la conserva précieusement, et elle fut recueillie par les Pères de l'Eglise, qui la transmirent jusqu'à la secte contemporaine d'Allan-Kardec. Les principaux démonologues sont Cornélius Agrippa, Schram, Rusca, Bodin, Origène, Augustin, Lactance, Thomas d'Aquin, François de Sales, Bossuet, Delrio, Sprenger, Baltus, Pierre Thyrée, Guldenstubbé, Ventura de Raulica, Des Mousseaux, etc., etc. Incubes, succúbes, farfadets, lutins hantent les maisons et prennent des formes matérielles pour mieux tromper les hommes. Il y a de bons et de mauvais esprits : c'est une science que de les distinguer. Est-il nécessaire d'ajouter que c'est aussi une science de ne pas s'occuper d'eux et de chercher dans les phénomènes physiques la cause des faits par lesquels la force psychique se révèle? Les pythonisses, les oracles, les sibylles, les sorcières, les spirites n'ont pas besoin d'un esprit ou d'un démon pour exalter leur acuité psychique, il leur suffit pour cela d'arriver à l'un de ces états inconscients que j'ai décrits.

*
* *

§ II. *Fluide.* — On a longtemps expliqué les faits dus à la force psychique par l'émission d'un fluide. Cette hypothèse, beaucoup plus scientifique que la précédente, a servi de base à la physique de Newton. Elle fut soutenue par Galien, Arétée, Pline, Pomponace, Marsile Ficin, Paracelse, Hanmann, Bartholin, Goclenius, Van Helmont, Fludd, Kirscher, Wirdig, Maxwell, Greatrakes, Gassner et enfin, en 1778, affirmée magistralement par Mesmer. Dans notre siècle, Puysegur, Noizet, du Potet, Deleuze, Garcin, Durville, Espinouse et d'autres auteurs dont on trouvera la nomenclature dans la savante étude du docteur Dureau, bibliothécaire de l'Académie de médecine (*Notes bibliographiques pour servir à l'histoire du magnétisme animal.* Paris, 1869), ont développé l'œuvre du maître.

Etant données les conceptions de la physique contemporaine, l'hypothèse du *fluide* doit être modifiée dans le sens de celles-ci, sous peine de paraître surannée.

CHAPITRE II.

Explication psychologique.

En 1843, Braid (in *Neurypnology*), précédé en cela par Faria et par Bertrand, affirma que la cause de l'hypnotisme et de ses conséquences psychiques n'était pas la transmission d'un fluide, mais un état propre à l'hypnotisé. Liébeault (*Du sommeil et des états analogues*, Paris, 1866) indique comme cause exclusive de l'hypnotisme la fixation de l'attention sur un point unique et fait soupçonner le mécanisme subjectif de faits attribués à des causes supposées (pendule magnétique, baguette divinatoire, tables tournantes, spiritisme, possessions, apparitions, etc.). L'épigraphe empruntée par l'auteur à Montaigne résume son livre remarquable : « *C'est un grand ouvrier de miracle que l'esprit humain.* »

Mais le 28 juillet 1883, Liébeault (*Etude sur le Zoomagnétisme*, Paris), qui avait exposé avec tant de science et de talent la théorie psychologique, fit avec Longpretz, de Liège, une série d'expériences qui le conduisirent à admettre parallèlement à cette théorie celle du *fluide par externation*. Sur les conseils de M. H. Durville, directeur du *Journal du Magnétisme*, je fais depuis plus d'un an des expériences prouvant que dans certains cas les radiations psychiques de l'opérateur se projettent au dehors pour enserrer le sujet sans que la volonté ou l'attention de celui-ci y participe en rien.

— Un de mes amis, sceptique sur les questions relatives à l'hypnotisme au point de n'être pas convaincu par les faits les plus évidents, me conduit chez Mme R..., que je ne connaissais nullement. Elle devait partir à la campagne et achevait ses préparatifs de départ, quand je résolus de lui faire manquer le train. Je ne fis aucun geste, je ne prononçai aucune parole qui signifiât ma volonté intime ; je concentrai simplement ma force psychique sur cette idée : « Je veux que Mme R... dorme. » —Dix minutes environ s'écoulèrent, quand Mme R... s'assit et se plaignit d'avoir les jambes engourdies ; je la regardai brusquement en face, et elle tomba dans l'état complet de l'hypnotisme. — L'extériorisation de mon idée, concentrée sur elle-même et projetée au dehors, peut seule expliquer ce fait. Mme R... ne me connaissait pas ; elle n'avait jamais eu de crises d'hypnotisme, et ignorait d'une façon absolue les idées qui ont cours sur ce sujet ; elle n'avait par conséquent aucune prédisposition psychologique à l'hypnotisme et il faut admettre là l'action réelle de ma pensée sans la participation psychologique de Mme R....

— J'ai observé 43 cas semblables. Mais rien n'est plus fatigant pour l'opérateur que cette concentration de sa pensée sur l'idée de faire tomber une personne en hypnotisme, sans la participation psychologique de celle-ci. Ces expériences exigent une dépense de nervosité que l'on n'a pas toujours à sa disposition et ne sont couronnées de succès que si l'opérateur a un tempérament sanguin-nerveux et n'est pas épuisé par un travail antérieur.

Un grand nombre de personnes ressentent la direction des passes que je leur fais sur le dos, en prenant toutes les précautions pour cacher cette direction à leur vue : il est donc impossible de nier l'action, même inconsciente, de deux organismes l'un sur l'autre. Mais il ne faut pas rejeter pour cela la théorie psychologique.

En résumé, tantôt le sujet, tantôt l'opérateur joue le rôle principal dans la production de l'hypnotisme, qui est une résultante de cette double action, émanations psychiques de l'opérateur et prédisposition psychologique du sujet. L'hypnotisme et ses conséquences neuro-psychiques naissent sous l'influence de causes subjectives ou objectives. Si un sujet CROIT *à priori* à l'efficacité de mon intervention, on peut dire qu'il s'hypnotise lui-même à propos d'un contact matériel avec ma personne ou d'un contact psychique avec l'idée de ma personne : c'est l'hypnotisme de cause subjective. Mais si un enfant à la mamelle ou un individu non averti s'hypnotise, *malgré lui*, au moment où je concentre ma pensée sur la volonté de le faire dormir, c'est là un phénomène analogue à la fascination du serpent sur l'oiseau, c'est l'hypnotisme de cause objective que produit le prolongement extérieur de mes radiations psychiques.

— J'ai observé des faits de suggestion mentale *à longues distances* par l'intermédiaire d'objets matériels : le baquet de Mesmer, l'arbre de Puysegur ont donc, dans certains cas, probablement fort rares, agi par la transmission réelle d'une force déposée en eux et sans l'intervention de l'imagination des sujets hypnotisés. Cependant il faut faire sur cette affirmation les plus prudentes réserves.

CHAPITRE III

Résumé théorique.

Ampère a démontré que deux courants électriques, parallèles ou angulaires, s'attirent s'ils sont de même sens et se repoussent s'ils marchent en sens contraire.

Cette loi semble s'appliquer aux courants psychiques. Des individus sont réunis en masse : ils exercent les uns sur les autres une influence mutuelle par laquelle leurs courants psychiques s'attirent s'ils sont de même sens et, dans le cas contraire, se repoussent. Si l'on suppose que ces individus ont tous la même intensité et la même direction psychiques, on pourra calculer à l'avance les résultats de leur réunion en un faisceau unique. Mais dans la pratique il n'en est pas ainsi : des dissonnances, des battements, des interférences d'ondes psychiques varient à l'infini les courants psychiques par influence. L'homme d'Etat approfondit cette psychologie sociale et l'applique en créant, de sa propre initiative, des courants psychiques dont la résultante soit en harmonie avec l'intérêt public. L'orateur est celui qui, suggestionné fortement par les courants psychiques de sens attractif qui se produisent dans une foule, les réfléchit sur celle-ci par une formule claire et précise et leur donne, pour ainsi dire, un corps. — De la lutte qui s'établit entre les courants psychiques émanés de chaque individu d'une foule naît un courant-résultante qui fait mouvoir la foule comme si elle était un seul individu, et qui pourtant ne déterminerait aucune impulsion sur chacun de ces individus isolés : ainsi la psychologie des foules explique l'automatisme de l'enthousiasme populaire, les entraînements inconscients des groupes humains vers l'héroïsme ou vers la lâcheté, les actes commis la veille par une assemblée et réprouvés le lendemain par chacun des individus qui composaient cette grappe humaine, les courants d'opinions, les sensations de bien-être ou de malaise social, les modifications politiques par évolution lente et préparée ou par secousse brusque et inattendue, en un mot, tous les phénomènes marquant la marche et le développement de cette personne abstraite qui a ses lois psychologiques et qu'on appelle l'*humanité*. Tous ces faits sont explicables par la suggestion mentale.

*
* *

— Je crois devoir rappeler ici, en la modifiant dans sa forme, la définition que j'ai déjà donnée, en 1884, à la suggestion mentale :

La suggestion mentale est un phénomène par lequel un individu transmet à un ou plusieurs autres individus ses propres pensées, conscientes ou inconscientes, en passant par cette série de phénomènes intermédiaires :

1· Ondulations nerveuses émanées de son cerveau ;

2· Ondulations produites à la périphérie de son corps par les contractions fibrillaires ou autres phénomènes kinésiques, le plus souvent inconscients, qui naissent sous l'influence des ondulations d'origine centrale et présentent différentes formes, suivant la nature et l'intensité de celles-ci ;

3· Ondulations déterminées par le milieu cosmique à la suite des précédentes ;

4· Choc des extrémités nerveuses des individus récepteurs par ces ondulations cosmiques qui produisent dans les centres psychiques de ceux-ci le dernier phénomène ondulatoire, traduit par la perception réelle de l'objet signifié par l'idée.

Mais toutes mes expérimentations pour démontrer les détails de cette définition, même avec les appareils les plus précis, sont restées sans résultat. MM. Richet et Gley ont démontré que la pensée se traduit à la périphérie du corps par des contractions fibrillaires inconscientes, dont des appareils enregistreurs leur ont donné d'excellents tracés. Cela est vrai quand la main du sujet en expérience est *en contact* avec l'appareil enregistreur, mais, *à distance*, les contractions fibrillaires inconscientes produites par un état psychique ne déterminent sur l'appareil enregistreur aucune modification apparente et sont, par conséquent, inappréciables à l'état conscient. Au contraire, dans un de ces états inconscients où l'homme, arraché à lui-même, paraît suivre les lois fatales du cosmos, nous les percevons inconsciemment : de là, le parallélisme psychique qui s'établit entre deux ou plusieurs individus, soit que leurs ondulations psychiques se superposent ou suivent des directions scrupuleusement parallèles, soit que, par la différence du nombre de leurs demi-longueurs d'onde en un temps donné, elles se superposent ou se suivent imparfaitement et qu'elles produisent entre elles des interférences.

— Quoique les ondulations psychiques soient très probablement soumises à toutes les lois de la physique ordinaire, j'affirme qu'il est impossible de vérifier cette vérité au moyen d'appareils matériels, comme l'a fait M. Baréty.

LE MEILLEUR APPAREIL ENREGISTREUR DES ONDULATIONS PRODUITES A LA PÉRIPHÉRIE DU CORPS PAR L'ACTION DE LA PENSÉE, EST UN SUJET HYPNOTISÉ ET DÉPOURVU DE RÊVES PERSONNELS.

— En remplaçant le fluidisme par l'*ondulationnisme* je ne crois pas être en désaccord avec la savante école de Mesmer ; je crois rajeunir une idée juste en lui donnant la formule de la physique contemporaine.

CINQUIÈME PARTIE

APPLICATIONS POSSIBLES DE LA SUGGESTION MENTALE

CHAPITRE PREMIER

La suggestion mentale dans ses rapports avec l'art de guérir.

Depuis Mesmer le *magnétisme* offre pour certains savants un moyen *universel* de guérir et de préserver les hommes. Puysegur, Noizet, Faria, du Potet, Garcin, Deleuze, Durville, Askakof, Espinouse, de Céballos, etc., etc., ont appuyé cette généreuse opinion ; Liébeault, de Nancy, lui a apporté le concours de l'expérimentation la plus sévère. Et pourtant cette idée n'est vraie qu'en partie. — Voyons dans quelles limites la *médecine animique*, dont parlait déjà le docteur Charpignon en 1864, présente une certaine efficacité.

Tout d'abord il est évident que la suggestion mentale ne doit prétendre à aucune efficacité contre les causes matérielles des maladies : ainsi, par exemple, si une crise nerveuse déterminée par une gomme syphilitique du cerveau peut être calmée et même supprimée par la suggestion mentale, celle-ci ne détrônera pas l'iodure de potassium quand il s'agira de faire disparaître la gomme elle-même, cause anatomique de la crise. La suggestion mentale est un moyen précieux qu'on doit annexer aux autres moyens de la thérapeutique, mais prétendre qu'elle peut être l'unique ressource à tous les maux, c'est vraiment trop simplifier la science et s'égarer dans le plus vague idéalisme. Que MM. les Pharmaciens se rassurent donc ; malgré l'apparition de la suggestion mentale, il y a encore de beaux jours pour leur art.

*
* *

— Je réunis dans le tableau suivant les cas où j'ai employé la suggestion mentale, avec ou sans application de mes doigts sur les yeux des sujets, comme moyen thérapeutique de crises ou maladies nerveuses :

DÉSIGNATION des MALADIES	Hommes	Femmes	TOTAL des cas	Succès	Insuccès
Epilepsie...........	31	11	42	29	13
Hystérie............	2	97	99	81	18
Chorée............	0	5	5	2	3
Léthargie...........	0	71	71	19	52
Catalepsie..........	3	86	89	89	0
Ivresse............	11	1	12	3	9
Migraine...........	2	79	81	60	21
Aliénation mentale..	6	5	11	0	11
Crises diverses, telles que Névrose cérébro-cardiaque, Angine de poitrine essentielle, Spasmodisme, etc., etc.............	9	4	13	5	8
TOTAUX............	64	359	423	288	135

Ce tableau indique que les états nerveux sont beaucoup plus fréquents chez les femmes que chez les hommes. Mes 288 succès se répartissent entre 237 femmes et 51 hommes, et mes 135 insuccès entre 122 femmes et 13 hommes, soit pour les femmes 67 °/₀ de succès et pour les hommes 79 °/₀. Il semble résulter de là que les hommes sont plus sensibles que les femmes à la thérapeutique suggestive.

Néanmoins je n'induis rien de ma statistique : car il faut tenir compte d'une multitude d'incidents et de circonstances qui font varier les conditions de la suggestionnabilité. Ainsi, par exemple, une crise, prise au début, quand son action n'a pas marqué les cellules nerveuses d'une empreinte définitive, est coupée par la suggestion mentale plus facilement qu'une crise dans sa période d'état. Il faut tenir compte aussi de l'état cérébral dans lequel se trouve l'opérateur au moment où il veut agir ; s'il est harcelé par des pensées étrangères au but qu'il se propose, ou par les questions et les appréhensions importunes des assistants, il ne peut pas concentrer toute sa force psychique sur la volonté unique d'obtenir une détente nerveuse chez le malade ; même, s'il hésite, il peut être plus funeste qu'utile.

Une personne médiocrement versée dans les sciences médicales m'ayant vu couper, par l'application de mes doigts sur les yeux du sujet, une crise de manie hystérique, voulut se servir du même procédé pour couper une crise d'épilepsie ; elle obtint l'exacerbation de la crise. — Pourquoi ? Parce qu'elle *hésitait*, parce que sa force psychique, flottante et chancelante, était ballottée entre le désir de couper la crise et l'appréhension de voir ce qui allait arriver, parce qu'elle gaspillait son énergie mentale sur des objets qui n'étaient pas le but à atteindre. Droit au but ! telle doit être la devise des suggestionneurs dans les crises nerveuses.

Moi-même je ne réussis qu'à la condition de n'avoir pas la pensée hantée par des soucis, des passions, des théories ou par le verbiage du public assistant.

— Toutes les crises nerveuses où le sujet perd sa conscience, ne sont coupées par la méthode suggestive qu'après avoir été transformées en catalepsie mobile ; c'est, en effet, la catalepsie mobile qui présente le maximum de suggestionnalité. Dans mes 89 cas de catalepsie spontanée je n'ai jamais éprouvé un échec : le plus souvent le sujet s'éveille sans que j'aie avec lui aucun contact et sans que je lui adresse aucune parole ; il me suffit de le vouloir d'une façon puissante et exclusive.

Il n'en est pas de même de la léthargie où mes échecs sont bien plus nombreux que mes succès. Voici la raison de ce résultat : au moment de mes premières expériences, croyant, sans trop savoir pourquoi, que dans l'état léthargique les sujets échappent à toute suggestion, je ne faisais aucune tentative sérieuse pour les en tirer ; en un mot, j'agissais sur eux, *avec la conviction arrêtée que je n'obtiendrais aucun succès.* Aussi mes léthargiques, obéissant à la pensée directrice de mon pouvoir suggestif, restaient en léthargie ; et je les tirais de cet état soit par la flexion forcée du gros orteil, soit par des affusions froides, soit par les courants induits, ou tout autre moyen auquel j'accordais ma confiance. — Le hasard me fit observer que la suggestion mentale, sans aucun appareil matériel, pouvait transformer l'état léthargique en état cataleptique. J'aurais dû prévoir ce résultat ; car j'ai opéré par la suggestion seule des transferts de la léthargie à des membres cataleptiques et inversement. Or, ce qui est vrai de la léthargie localisée à un membre doit l'être pour la léthargie généralisée. Depuis cette constatation, j'ai acquis 19 succès à la méthode suggestive dans le traitement de la léthargie.

— Je me suis convaincu par 23 faits que les effets thérapeutiques attribués à la métallothérapie de Burq, reviennent, tout au moins pour le traitement des états nerveux, à l'imagination et à la suggestion mentale. Sur 23 hystériques, je fis l'expérience suivante ; je les hypnotisai, et leur demandai quel métal opérerait sur elles une action salutaire ; 18 d'entre elles me répondirent que c'était l'or ; le cuivre et le fer furent choisis par les autres, plus modestes sans doute dans leurs goûts. Je donnai à chacune d'elles des cachets Limousin ne *contenant aucun métal ou contenant un métal autre que le métal choisi* ; toutes furent guéries de leur état nerveux. Peut-on attribuer ce résultat au métal employé ? Non, puisque le plus souvent je leur donnai des cachets Limousin vides. — Il faut donc admettre l'influence exclusive de la suggestion mentale dans ces cures.

— La plupart de mes co-expérimentateurs, et, en particulier, M. A. Baussier, m'ont poussé depuis l'année 1882 à essayer *l'action des médicaments à distance*. Je choisis des sujets très sensibles et je remarquai surtout sur Mme H... des effets très remarquables. J'approchai une des substances suivantes à trente centimètres de son épigastre (séné, jalap, scammonée, sulfate de soude, un flacon d'eau de Birmenstorff, de Rubinat, de Pullna ou d'Hunyadi Jânos, etc.), et j'obtenai peu de temps après, à l'état hypnotique, un effet purgatif très accentué. Mais un jour, croyant approcher de l'épigastre du sujet un paquet de follicules de séné, j'approchai par erreur un paquet où se trouvaient des feuilles d'eucalyptus globulus, substance qui ne produit après son ingestion aucun effet purgatif : la purgation fut obtenue malgré l'erreur. Donc ma pensée était seule active dans la production de ce résultat,

J'en conclus que la suggestion mentale, sans l'addition d'aucun moyen matériel pouvait, chez des sujets très sensibles, obtenir des purgations et ce que j'avais prévu fut confirmé par mes expériences ultérieures où il me suffisait de penser fortement à une substance quelconque pour obtenir tous les effets de cette substance. Je n'ai pas besoin de dire : « Voici du rhum, du curaçao, de l'encre, etc.; il me suffit *de le penser*, le sujet change de physionomie suivant l'objet pensé par moi, et décrit des impressions qui sont en rapport avec cet objet. Quant il s'agit de substances médicamenteuses dont les effets sont très rapidement réalisables, ceux-ci ont été obtenus *suivant l'idée théorique que je me faisais à priori de leur évolution.*

L'action médicamenteuse à distance se résout donc dans un phénomène de suggestion mentale.

— Cependant le Dr A. Berjon vient de publier sous ce titre : LA GRANDE HYSTÉRIE CHEZ L'HOMME, des faits observés par MM. les professeurs Bourru et Burot, à Rochefort, par MM. les docteurs Mabille et Pichez à la Rochelle, et Pineau, à Château-d'Oléron, qui semblent démontrer victorieusement l'action *réelle* des médicaments à distance, *sans la participation de la suggestion mentale.* Pour se mettre à l'abri de toute supercherie ou de toute suggestion, ces savants expérimentateurs se servent, dit M. Berjon, « d'un flacon contenant la subs-
« tance médicamenteuse à l'état solide ou liquide. Ce
« flacon est recouvert d'un papier pour que le malade et
« même l'expérimentateur ne puisse deviner la substance
« contenue... Le sujet est *à son état normal*, quand on
« expérimente ; *il se trouve dans des conditions où toute*
« *suggestion est impossible chez lui.* »

Est-il bien sûr que le sujet remplisse absolument cette dernière condition? — Il y a des états où l'homme *paraît* conscient et ne l'est pas du tout, où il prend *en apparence* une part consciente à la conversation, et agit pourtant d'une façon automatique.

EXEMPLE. — En 1868 M. Mouillard, proviseur du Lycée de Lyon, m'envoya réveiller à 10 heures du soir par un garçon de cet établissement où je remplissais les fonctions de tambour. Je me levai, j'allai dans le cabinet de M. Mouillard, je répondis clairement à toutes ses questions, j'écoutai attentivement les modifications qu'il m'indiquait pour l'heure où il fallait le lendemain rouler le lever, je restai avec lui et plusieurs autres personnes et pris à la conversation la part qui m'était attribuée par la bienséance, puis je retournai me coucher — Le lendemain, je roulai le lever à l'heure habituelle, sans tenir aucun compte des indications de la veille. — Malgré les affirmations de sept ou huit personnes qui m'ont vu agir dans cette occasion comme un être conscient, j'ai soutenu et je soutiens encore aujourd'hui que je n'ai eu aucune conscience ni souvenir de mes actes et de mes paroles de la veille.

Ce fait m'est personnel ; mais j'en ai observé d'autres où l'inconscience était absolue, malgré l'apparence de conscience.

J'ai donné des soins à une jeune dame que l'on accusait de perdre la mémoire des faits : un médecin avait même parlé de *ramollissement cérébral* (!). J'appris par un parent qu'il l'avait vue se lever la nuit, remplir des verres d'eau et les placer symétriquement sur une table : ce travail fait, elle les vidait et les reportait à leur place primitive ; puis elle se couchait automatiquement. J'en conclus que j'avais affaire à une somnanbule naturelle, et que, dans la journée même, sa vie se dédoublait entre l'automatisme et la conscience, sans qu'aucun signe indiquât la ligne de démarcation entre ces deux états. De là, la prétendue *perte de mémoire*, pour laquelle elle était traitée : comme elle suivait alternativement deux filons d'idées, l'un conscient et l'autre inconscient, et qu'elle conservait la faculté d'adapter plus ou moins ses paroles et ses actes aux réalités psychiques ou matérielles qui l'entouraient, la perception de ces réalités, associée à la marche automatique de ses idées inconscientes, produisait par moments chez elle des actes et des paroles d'une bizarrerie extraordinaire. — Cette dame, qu'on voulait envoyer dans un asile d'aliénés, fut guérie par moi au moyen de l'hypnotisation et de la suggestion mentale.

— Il ressort de ces faits et de sept autres que j'ai vus, qu'il est difficile et parfois impossible de savoir si un individu est dans son état normal ou dans un état inconscient. Il est donc très probable que le sujet dont parle M. Berjon était inconscient à un degré quelconque, au moment des expérimentations sur *l'action médicamenteuse à distance*.

— Mais, me dira-t-on, toutes les précautions ont été prises pour éviter que l'expérimentateur connût les substances médicamenteuses qu'on approchait du sujet ; donc l'action des médicaments à distance est un fait réel, où la suggestion n'a rien à faire. — Quand nos savants expérimentateurs approchent de leur sujet hystérique, de l'opium, de la strychnine, de l'iodure de potassium, *sans savoir eux-mêmes ce que contient le flacon* et, par conséquent, sans exercer par eux-mêmes aucune suggestion, le sujet éprouve les symptômes attribuables à chacune de ces substances, sommeil, contractions tétaniques, éternûment. J'admets que l'expérimentateur direct ignore le contenu des flacons : mais celui qui les a préparés, *savait* l'action des substances qu'il y introduisait ; ou tout au moins celles-ci ont passé par une série de personnes, dont la plupart devaient en connaître l'action au moins d'une façon générale. Ne serait-on pas là en présence d'un fait de *suggestion mentale par l'intermédiaire d'objets matériels*? Nous avons vu (3e partie de cet opuscule) que la suggestion mentale par l'intermédiaire d'objets matériels était un fait démontré. (1).

---

(1) Au moment de mettre sous presse, je reçois de M. Eugène Alliot, médecin, un livre récent de cet auteur : *La suggestion mentale et l'action des médicaments à distance*, Paris, J.-B. Baillière et fils, 1886. Je regrette que mon travail soit trop avancé pour consacrer à la critique de cette œuvre, où les données les plus positives de la science contemporaine servent de support expérimental à la plus brillante métaphysique, tous les développements dont elle est digne.

*
* *

— Je n'ai jamais pu obtenir par la suggestion, même orale et réitérée, le processus d'un vésicatoire. M. Focachon, pharmacien, et M. le docteur Dumontpailler, secrétaire général de la Société de Biologie, ont obtenu ce résultat. Mais il faut remarquer qu'ils font de la suggestion orale et qu'ils appliquent sur la peau du sujet soit des timbres-poste, soit une feuille de papier ; M. Dumontpailler, pour maintenir la feuille de papier, l'entoure même d'un lien constricteur. La pyrothonide (huile de papier) et la constriction suffisent, il me semble, pour provoquer, après une huitaine d'heures, un phénomène analogue à la vésication ; mais ce sont là des moyens *matériels* qui n'ont rien de commun avec la suggestion. — Ayant refait sur moi-même l'expérience de M. Dumontpailler, avec le même appareil (papier et lien), j'ai obtenu, au bout de vingt-quatre heures, une surface érythémateuse et suintante, analogue à celle d'une vésication au début : assurément la suggestion n'était pour rien dans ce phénomène.

— Un hypnotique (A. Berjon, l. c.), sur le bras duquel on avait tracé son nom avec l'extrémité mousse d'un stylet de trousse, et à qui l'on avait suggéré *oralement*, A L'ÉTAT DE VEILLE, de s'endormir à une heure déterminée et d'écrire son nom en lettres de sang sur son bras, présenta tous les phénomènes réclamés de lui : les caractères tracés par l'extrémité mousse du stylet se dessinèrent en relief et en rouge vif et « quelques gouttelettes de sang perlèrent en plusieurs points ». Cette observation est analogue à celle de MM. Focachon et Dumontpailler.

Il faut, certes, que ce sujet soit doué d'une suggestionnabilité rare ou bien que la fragilité de ses capillaires et la fluidité excessive de sa crase sanguine le prédisposent aux affections hémophiliques; car, comme je l'ai déjà dit, je n'ai jamais pu obtenir, par la suggestion mentale *dépouillée* de tout appareil matériel, autre chose que des modifications vaso-motrices, calorifiques et sphygmographiques. Malgré cela, je crois que les processus du vésicatoire et de l'ulcération peuvent être obtenus, dans des cas infiniment rares, par la suggestion mentale.

* * *

Ce qui reste acquis de mes observations, dont quelques-unes ont été publiées dans la *Liberté du Jura* et dans le journal *Le Magnétisme animal*, c'est l'influence sédative et très souvent curative des passes, des regards et même de la suggestion pure.

Mais c'est là une arme thérapeutique qu'il est nécessaire de confier aux médecins seuls, dont la probité et le savoir sont une garantie de succès. Car il ne faut pas se dissimuler les dangers qui résulteraient de la méthode suggestive appliquée par des individus malhonnêtes, ignorants ou même simplement imprudents.

La suggestion mentale, comme les poisons terribles que l'habileté et la conscience médicales appliquent au soulagement et à la guérison des malades, n'est ni bonne ni mauvaise en elle-même : tout dépend de l'usage qu'on en fait.

CHAPITRE II

Explication de l'effet thérapeutique exercé sur les crises nerveuses par la suggestion mentale, avec ou sans application des doigts sur les globes oculaires.

La suggestion mentale exerce une influence bienfaisante, surtout sur les crises nerveuses et les états spasmodiques. Si ceux-ci proviennent d'états diathésiques ou anatomo-pathologiques, elle ne peut rien sans l'adjonction de médicaments appropriés, mais elle en renforce l'action. Sur des crises produites par des alternatives brusques de vaso-constriction et de vaso-dilatation cérébro-médullaires et par des modifications rapides dans l'état physico-chimique des cellules nerveuses, elle est la plus puissante de toutes les médications.

— Par l'application de mes doigts sur les yeux des sujets et par la concentration exclusive de ma force psychique sur la volonté d'obtenir tel ou tel résultat, j'ai transformé en catalepsie mobile des crises d'épilepsie, de léthargie, de catalepsie rigide, d'hystérie, etc. ; ces états nerveux se sont même répartis, avec pouvoir d'être transférés, les organes et les membres des sujets.

Donc, au point de vue clinique, ces diverses crises sont des aspects d'un état unique, que je nomme *état spasmodique*, et auquel ressortissent aussi les bâillements, les pandiculations, la boule hystérique, les contractures toniques ou cloniques, les sensations d'angoisse précordiale ou de constriction thoracique, les nausées et les vomituritions, la migraine (*épilepsie larvée de Trousseau*), etc., etc.

L'effort physiologique, dont le type est le travail du pétrissage, est comparable à un levier dont la puissance est à la périphérie du corps, la résistance à la surface entière des bronches et des alvéoles pulmonaires remplies d'air, et le point d'appui à la glotte coarctée. Or, presque toutes les crises nerveuses sont accompagnées de spasmes de la glotte et de contractures musculaires. On peut donc les considérer comme des efforts involontaires et incoordonnés. — Mais qu'une volonté étrangère à celle du sujet en saisisse la direction par la suggestion mentale, et tout rentre dans l'ordre, c'est-à-dire dans l'état d'un effort ordinaire.

L'illustre professeur du collège de France, Brown-Sequard, a démontré, par de nombreux faits expérimentaux, que les muscles et les nerfs moteurs, par l'irritation du système nerveux, pouvaient perdre ou accroître plus ou moins leur énergie motrice, et a donné à ces phénomènes les noms d'*inhibition* (perte ou diminution de la puissance motrice) et de *dynamogénie* (exagération de la puissance motrice). Il ajoute que ces phénomènes ne sont pas dus à des changements brusques dans la vaso-motricité cérébro-médullaire ou dans l'état chimique des cellules nerveuses, mais à une influence purement dynamique des fils nerveux irrités sur les cellules nerveuses elles-mêmes.

Cette théorie, qui est l'expression la plus sincère des faits, nous permet d'expliquer le mécanisme de l'action thérapeutique qu'exercent l'hypnotisation et la suggestion mentale sur les crises nerveuses. Si un inconscient perçoit les radiations psychiques qu'un individu concentre volontairement sur lui et sur le désir de couper sa crise nerveuse, pourquoi ces radiations psychiques n'exerceraient-elles pas d'une façon directe une influence purement dynamique sur le système nerveux des sujets, sans l'intermédiaire d'aucun phénomène vaso-moteur? —

L'opinion de Brown-Sequard vient à l'appui de la théorie *ondulationniste*, que j'ai proposée, en 1884, pour expliquer les faits de suggestion mentale.

* * *

L'hypnotisation, aidée de la suggestion mentale, m'a servi efficacement dans le traitement de l'épilepsie : j'ai prévenu ou éloigné le retour des crises par les passes exécutées en dehors de l'état de crise, selon la méthode du baron du Potet. Sous l'influence des passes, les malades éprouvent des nausées, une sensation de constriction à l'épigastre et dans la région cardiaque, un accès très court de suffocation et quelques contractures toniques ou cloniques avec ou sans flexion des pouces ; jamais d'écume sanguinolente à la bouche ni, par conséquent, de morsure à la langue.

Les passes et la suggestion mentale produisent donc chez des sujets prédisposés quelques-uns des principaux phénomènes qu'on observe dans une grande crise d'épilepsie.

« Cet art *homœopathique*, ai-je écrit dans le *Journal* « *du Magnétisme* (mai 1885), consiste à produire artifi- « ciellement une crise du même genre, pour diminuer « d'autant la prédisposition à la crise naturelle. Qu'une « force nerveuse s'exhale en phénomènes pathologiques, « il suffira de reproduire ces phénomènes un à un, mé- « thodiquement, pour endiguer la force nerveuse que « son excitation naturelle entraînait dans une voie « funeste. En un mot, il ne faut pas *s'opposer* aux crises, « mais s'y *adapter*, en quelque sorte, pour en modérer » l'effervescence et en tirer quelquefois une terminaison « salutaire. »

C'est là une méthode qui, sûrement, ne détrônera pas les médications ordinaires, mais qui leur sera un auxiliaire précieux.

CHAPITRE III

La suggestion mentale dans ses rapports avec la médecine légale

Reste à savoir si la suggestion mentale doit modifier les règles de la médecine légale au point de vue de la responsabilité individuelle. MM. les professeurs Bernheim et Liégeois (1884), dans leurs importants travaux sur la suggestion hypnotique, rapportent des faits qui semblent conclure à l'affirmative sur cette question. M. Bernheim s'est fait signer des billets par des hypnotiques au moyen de la suggestion *orale*; d'autres leur font faire le simulacre d'un assassinat avec un poignard de bois. Et l'on se demande si une suggestion *réellement* criminelle produirait le même effet. Je réponds catégoriquement : Non, à moins que la prédisposition au crime suggéré germe à l'état latent de souvenir ou d'aspiration dans l'esprit du sujet.

— Plusieurs mois avant l'apparition de l'ouvrage de M. Bernheim (*La Suggestion hypnotique*, Paris, 1884), j'ai fait simuler à des hystériques hypnotisables l'action d'assassiner ou d'empoisonner une personne, *et cela sans que j'aie eu besoin de prononcer aucune parole ni de faire aucun geste* pour désigner l'espèce de crime pensée fortement par moi : j'ai réussi, comme MM. Bernheim et Liégeois, et, à cette époque, je regardais la suggestion mentale comme une arme redoutable entre les mains de scélérats qui pouvaient, avec elle, trouver des instruments passifs et matériellement responsables, pour accomplir en sécurité leurs propres crimes. Cette manière de voir a même été, en 1885, sanctionnée par les tribunaux dans plusieurs jugements (*La suggestion hypnotique au point de vue judiciaire*, in *la Loi*, 4 novembre 1885). Autant revenir aux contes que l'avocat Sandras écrivait, en 1797, dans ses *Fredaines du Diable*, et renouveler les procès de sorcellerie.

— N'ayant pas pu expérimenter par moi-même l'effet de la suggestion pour des crimes *réels*, puisque je n'ai jamais eu l'intention de faire commettre un crime par personne, je me suis borné à suggérer des actes considérés par moi-même comme indifférents et par la personne hypnotisée comme très graves au point de vue moral.

Une des personnes avec lequelles j'ai fait mes expériences les plus concluantes, qui, dans le domaine des actes indifférents ou acceptés *à priori* par elles, ont été entre mes mains d'une docilité extraordinaire, me résista pour un seul des actes suggérés par moi. — Je voulais lui faire dire le mot illustré par Cambronne : chaque fois que je renouvelai cette suggestion mentalement, cette dame, remarquable par son instruction et son éducation, tombait en catalepsie rigide.

J'essayai par la suggestion, même verbale, de convertir une spirite hypnotisée ; même phénomène de catalepsie rigide, mais pas de conversion.

De même pour une femme sincèrement catholique, à qui je suggérai mentalement de faire l'apologie du culte protestant ; chacune de mes tentatives fut suivie d'une catalepsie rigide avec trismus, opisthotonos et congestion violente de la face.

Si je leur avais suggéré des actes considérés par moi comme criminels, assurément les mêmes phénomènes se seraient reproduits.

— Quand j'obtiens le simulacre d'un assassinat, je demande toujours à la personne hypnotisée pourquoi elle commet cet acte ;

— « Parce que vous le pensez.

— « Mais, si c'était *réellement* un assassinat auquel « je pense, l'accompliriez-vous ?

— « Vous ne pouvez pas vouloir réellement un assis- « sinat. Ça, c'est pour rire. »

— Donc une personne hypnotisée peut bien sous l'influence de son suggestionneur, commettre des *crimes pour rire ;* elle fait le geste de frapper avec un poignard de bois, comme elle lèverait le bras, comme elle accomplirait tout autre acte indifférent pour elle.

Mais, qu'on lui suggère un *crime réel ;* alors toutes les puissances de son être, toutes ses cellules nerveuses de la zône psycho-motrice, si elle ont reçu l'empreinte indélébile d'une éducation hostile à la perpétration des crimes, se réveillent pour faire contre-poids à la suggestion mentale ; dans cet effort suprême surgit la catalepsie rigide ou rarement le réveil.

— Un seul point de contact existe entre la suggestion mentale et la médecine légale, c'est l'abus qui peut être fait de la thérapeutique suggestive par des gens ignorants dans les lois biologiques, et l'exhibition de l'hypnotisme qui, entre les mains de barnums éhontés, multiplie, grâce à l'instinct d'imitation, le nombre des esprits faibles et des fous.

Quant à la suggestion mentale comme cause possible d'actes criminels, les tribunaux n'en doivent pas tenir compte ; cette voie les ramènerait aux procès de sorcellerie. L'examen mental du prévenu suffit pour éclairer le juge. — Il serait par trop commode de tuer son père et d'en venir accuser la suggestion mentale. Si celle-ci est intervenue, ce n'est jamais comme cause principale, mais comme cause adjuvante du crime.

On ne suggère pas une idée criminelle à un individu qui n'en a pas le germe dans ses pensées antérieures et conscientes ; en d'autres termes, ON NE SUGGÈRE AUX HYPNOTIQUES QUE LES ACTES QU'ILS VEULENT BIEN SE LAISSER SUGGÉRER.

Si donc un individu commet un faux ou tout autre crime sous l'influence d'une suggestion, on peut affirmer que le suggestionneur est son complice psychique et, par conséquent, irresponsable au point de vue judiciaire, mais on ne peut pas en induire l'irresponsabilité de celui qui a commis l'acte incriminé ; car, s'il n'avait pas été préparé pour le crime, la suggestion criminelle l'aurait arraché, par le réveil brusque ou par la catalepsie rigide, au pouvoir de son suggestionneur.

Mon idée spéciale sur la suggestion comme cause de criminalité ne m'empêche pas néanmoins de partager sur le *droit de punir* les idées éminemment positives que M. Le Gall, substitut du procureur général près la Cour de Lyon, a si éloquemment défendues dans son discours de rentrée du 16 octobre 1885, *Le droit de punir d'après la science positive*.

Comme M. Le Gall, je définis le crime « *un accident* « *de la vie sociale, déterminé par la volonté du criminel* « *et préparé par des défauts d'organisation soit de* « *l'individu lui-même, soit de la société dans laquelle* « *il vit.* »

Si donc les défauts d'organisation d'un individu le rendent suggestionnable au crime, et si les défauts de la société où il vit lui font rencontrer des suggestionneurs qui ont infléchi sa volonté vers un crime déterminé, il n'en reste pas moins vrai que le droit et même le devoir de punir ce crime suggéré incombe aux pouvoirs publics, sous la condition d'améliorer le criminel.

FIN

TABLE DES MATIÈRES

PREMIÈRE PARTIE

LA FORCE PSYCHIQUE CONSIDÉRÉE EN ELLE-MÊME

DEUXIÈME PARTIE

LA FORCE PSYCHIQUE CONSIDÉRÉE DANS SES RAPPORTS AVEC LES FORCES DE MÊME NATURE QU'ELLE

TROISIÈME PARTIE

QUATRIÈME PARTIE

HYPOTHÈSE EXPLICATIVE DES FAITS PRODUITS PAR LA FORCE PSYCHIQUE

CINQUIÈME PARTIE

APPLICATIONS POSSIBLES DE LA SUGGESTION MENTALE

Lyon. — Imprimerie PERRELLON, grande rue de la Guillotière, 28

www.ingramcontent.com/pod-product-compliance
Ingram Content Group UK Ltd.
Pitfield, Milton Keynes, MK11 3LW, UK
UKHW021620260726
13965UKWH00007B/1382

9 782012 886087